Heart

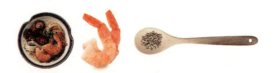

吃对食物，
养好心脏

柴瑞震 / 主编

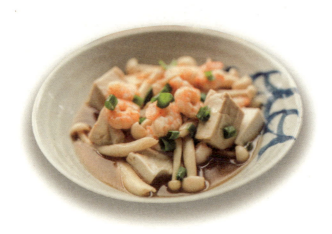

黑龙江科学技术出版社
HEILONGJIANG SCIENCE AND TECHNOLOGY PRESS

图书在版编目（CIP）数据

吃对食物，养好心脏 / 柴瑞震主编 . —— 哈尔滨：
黑龙江科学技术出版社，2021.8
ISBN 978-7-5719-0935-2

Ⅰ.①吃… Ⅱ.①柴… Ⅲ.①心脏病—食物疗法
Ⅳ.① R247.1

中国版本图书馆 CIP 数据核字 (2021) 第 084223 号

吃对食物，养好心脏
CHI DUI SHIWU, YANG HAO XINZANG

主　　编　柴瑞震
策划编辑
封面设计　深圳·弘艺文化　HONGYI CULTURE
责任编辑　徐　洋
出　　版　黑龙江科学技术出版社
地　　址　哈尔滨市南岗区公安街 70-2 号
邮　　编　150007
电　　话　（0451）53642106
传　　真　（0451）53642143
网　　址　www.lkcbs.cn
发　　行　全国新华书店
印　　刷　雅迪云印（天津）科技有限公司
开　　本　710 mm×1000 mm　1/16
印　　张　13
字　　数　200 千字
版　　次　2021 年 8 月第 1 版
印　　次　2021 年 8 月第 1 次印刷
书　　号　ISBN 978-7-5719-0935-2
定　　价　39.80 元

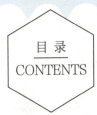

目录
CONTENTS

PART 01 调养心脏，中西医有话说

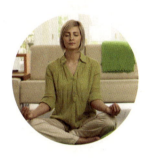

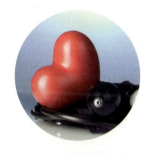

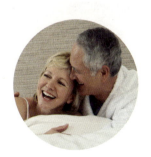

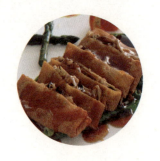
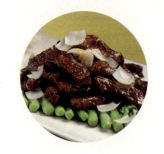
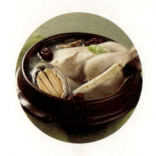

PART 02 药补不如食补，选好食物能养心

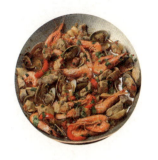
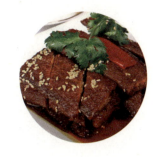
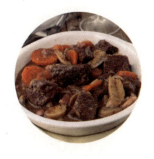

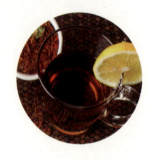
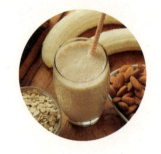
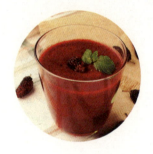

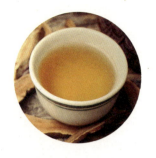
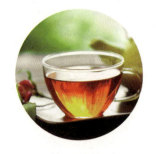
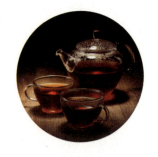

PART 03 中草药——调养心脏的必备好帮手

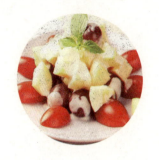
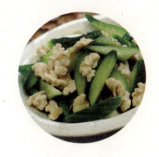
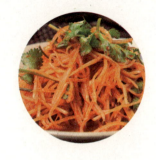

PART 04 养心日常保健方法集锦

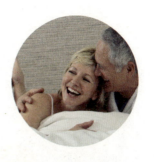

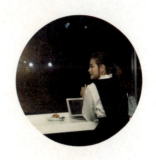

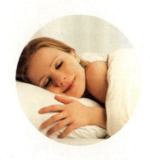

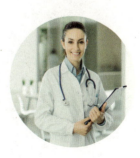

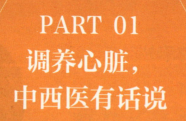

PART 01
调养心脏，
中西医有话说

在心脏调养方面，中医和西医有着不同的看法。本章主要为您介绍中西医调养心脏的基本常识，帮助心脏病患者从整体上掌握有关心脏病的知识，从而正确认识和对待疾病，更顺利、更坚定地走向健康之路。

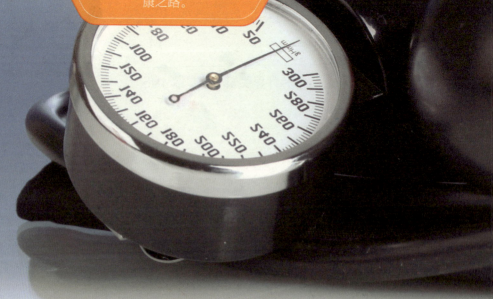

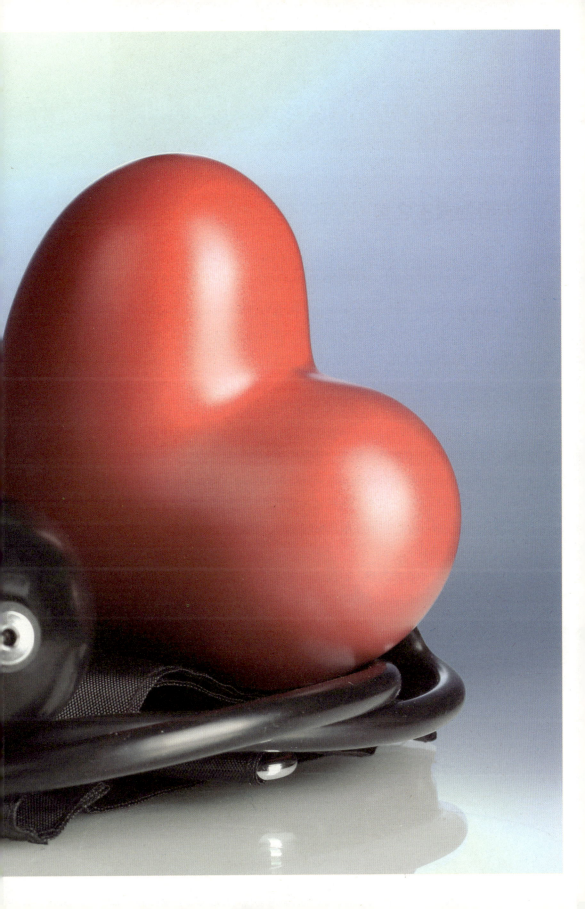

一、《黄帝内经》谈心脏

1.心为君主之官

（1）心为五脏之首，养护君主之官

中医认为养生要养心、养身并重，而养身首先要养心。《黄帝内经》把人体的五脏六腑命名为十二官，而心为君主之官。其中有这样的描述："心者，君主之官。神明出焉。故主明则下安，主不明，则十二官危。"君主，是一个国家的最高统治者，是全体国民的主宰者。把心称为君主，就是肯定了心在五脏六腑中的重要性。

心是人体生命活动的主宰，是脏腑中最重要的器官。《黄帝内经·素问》中记载："心藏神，肺藏魄，肝藏魂，脾藏意，肾藏志。"人体的精神、意识、思维活动，虽然与五脏都有关系，但主要还是归属于心的生理功能。如果心脏发生病变，则其他脏腑的生理活动也会出现紊乱而产生各种疾病。所以，我们要时刻关爱自己的心脏，加强对它的养护。那么，怎样做才能养护好这位娇贵的"皇帝"呢？除了去医院做系统检查之外，平时应该注重自身的保养。下面几点做法可供参考：

保持心情愉快

中医认为"心在志为喜"，愉快的情绪对心脏是有益的。性格开朗、乐观的人，患心脑血管疾病的概率明显低于正常水平。因此要善于调节自己的情绪，善于做情绪的"管家"。当然谁也不会在生病的时候保持愉悦的心情，那么，至少要做到不悲伤难过。因为悲伤会让你的病情变得更加严重。

心气平和就是健康的最佳状态

试想，一个人每日处在浮躁、烦躁甚至暴躁之中，时间长了肯定会情绪失调，脏腑也随之失和。生活中的喜怒哀乐往往无法避免，但用心平气和来达到处事平和，则必须要心胸开阔、宽善待人、遇愁不愁、逢怨不怨，以理智驾驭感情，以平和调节心志。这样不仅可以避免因忧郁而破坏自身的免疫功能，更会使血流贯通，真气舒达，一和百和，身泰寿延。就像清代戏曲理论家李渔曾在《闲情偶记》中说："心和则百体皆和。"

合理的饮食为心脏护航

合理饮食能够预防冠心病、心绞痛和心肌梗死等疾病的发生。平时饮食要清淡，因为人体摄入过多盐分会加重心脏负担。不要暴饮暴食，要戒烟限酒。多吃一些养心的食物，如杏仁、莲子、黄豆、黑芝麻、木耳、大枣等。

夏天尤其要注意养好心脏

按照中医五行理论，夏季属火，对应的脏腑为"心"，所以养心成为夏季保健的重点。夏季因为出汗较多，如不注意及时补充水分，会引起血液中的水分减少，血液黏稠度增高，致使血管栓塞，极易引起心肌梗死和心脏猝死。因此，夏季要多喝水，养成睡前半小时和清晨起床后喝水的习惯，不要等口干舌燥的时候再喝。不要饮浓茶，要保证充足睡眠。

综上所述，心作为君主之官，五脏六腑之主，它的生理活动是人体健康的关键所在，就像《素问·灵兰秘典论》所载："故主明则下安，以此养生则寿，殁世不殆，以为天下则大昌。主不明则十二官危……以此养生则殃。"因此，我们一定要重视心的保养，保证自己的身心处于健康的状态。

（2）心主血脉，养好人体的"生命之泵"

《素问·五藏生成》里提到"诸血者，皆属于心"，以及《素问·痿论》中的"心主身之血脉"，都说明了心的一大主要功能——主血脉。心是整个血液循环系统

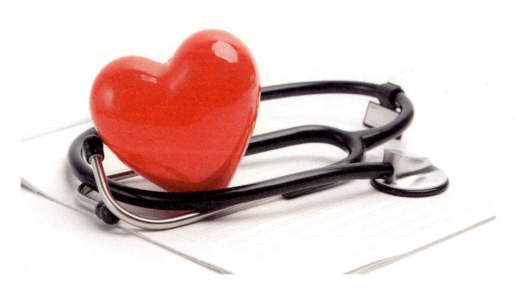

的动力和中心，是保证血脉畅通的"生命之泵"。所以，养心第一步就是要促进血液循环，疏通血脉。

心主血脉，其实包括主血和主脉两个方面：全身的血都在脉中运行，依赖于心脏的推动作用而输送到全身。脉，即血脉，是气血流行的通道，又称为"血之府"。心脏是血液循环的动力器官，它推动血液在脉管内按一定方向流动，从而运行周身，维持各脏腑组织器官的正常生理活动。中医学把心脏的正常搏动、推动血液循环的这一动力和物质，称为心气。另外，心与血脉相连，心脏所主之血称之为心血，心血除参与血液循环、营养各脏腑组织器官之外，又为神志活动提供物质能量，同时贯注到心脏本身的脉管，维持心脏的功能活动。因此，心气旺盛、心血充盈、脉道通利，心主血脉的功能才能正常，血液才能在脉管内正常运行。

由此我们也可以从人体的脉象上推断出心气的强弱，如果心气旺盛，心血充盈，则血脉通畅，此时的脉象平稳有力；如果心气虚弱，心血不足，则血脉滞涩，其脉象无力，甚至没有稳定的节律，人会感到心悸；再甚者，如果心血瘀阻，就可能出现心口闷痛、脸色青紫等现象。而且，心主血脉的功能失调与动脉粥样硬化关系密切。

心主血脉让我们明白了心在血液循环系统中的重要性，在心的主宰下，在心气的推动下，血液于脉中运行，到达五脏六腑、四肢百骸。如果心主血脉的功能失调，就会产生气滞血瘀、心脉痹阻、脉道不通等状况，最后可能发展为动脉粥样硬化。动脉粥样硬化的临床表现和心主血脉功能失调所引发的症状非常相似。大量循证医学证明，动脉粥样硬化并不是老龄化的必然结果，可以用药物进行预防与治疗。

《黄帝内经》中还提到"心主血脉""脉舍神"，所以，"心主血脉"与"心主神志"二者之间也有着密不可分的关系。心血既参与血液循环，营养各脏腑组织器官，同时也向神志活动提供物质能量。此外，心血还会贯注到心脏本身的脉管，维持心脏的功能活动。而心神的变化也会使血脉随之发生变化，如心血不足，会出现心烦、失眠、多梦健忘、心神不宁等神志的异常表现，这时就需要养心血安心神；反过来，若因某种原因导致精神受刺激而出现心神不宁，也可引起心血在脉中流动加速，表现为脉跳速率增加等。

（3）心藏神，养心最重要的是养神明

《黄帝内经·素问》中记载："心藏神，肺藏魄，肝藏魂，脾藏意，肾藏志。"所谓"心藏神"，是指精神、思维、意识活动及这些活动所反映的聪明智慧，都由心所主持，也就是中医上所说的"心主神明"。神指精神意识，《素问·八正神明论》

曰："帝曰：何谓神，岐伯曰：神乎神。耳不闻，目明心开而志先慧然独悟，口弗能言，俱视独见。适若昏，昭然独明。若风吹云，故曰神。"准确地阐述了神明的生理功能，包括人的感觉、知觉、注意、思维、记忆、智能。心神不仅主导了脏腑功能活动的协调，同时人对客观世界的认识以及由体验而产生的情感，也都是在心神主导之下，以五脏为生理基础而产生的。而明则是一种现象，可彰显日月之光辉，阴阳之有序，故"神明"就是指生命活动的外在表现。

心主神明的功能正常，则精神健旺，神志清楚；反之，则神志异常，出现惊悸、健忘、失眠、癫狂等症候，也可引起其他脏腑的功能紊乱。另外，心主神明还说明，心是人体生命活动的主宰，统率各个脏器，使之相互协调，共同完成各种复杂的生理活动，以维持人的生命活动，如果心脏出现病变，其他脏腑的生理活动也会因此出现紊乱，进而产生疾病。因此，心重要的一点是养神明。

中医学认为，"神"在人的生命中具有重要作用。神，只可得，不可失，只宜安，不宜乱。伤神则神衰，神衰则健忘失眠，多梦烦乱；神不守舍则发为癫狂，甚则昏厥。安神者在于七情适度，喜、怒、忧、思、悲、恐、惊各有法度，适可而止。古往今来，医家、道家、养生家都十分重视精神调养，重视精神治疗和心理养生的作用。著名医家石天基作了一首《却病歌》："人或生来气血弱，不会快活疾病作。病一作，心要乐；心一乐，病都却。心病或将心药医，心不快活空服药。且来唱我快活歌，便是长生不老药。"因此，养生首先要修德养性，培养情操，健脑全神，方能享人生天年之寿。

《黄帝内经》里也有一种可以长寿的养神之法——"恬淡虚无，真气从之，精神内守，病安从来"。也就是说，要学会掌控自己的身体和欲望。虽说"人之初，性本善"，但是人在成长过程中必然会出现欲望，甚至是贪婪，如果不懂得节制，我们的身体迟早会被欲望之火燃尽。所以，掌控自己的身体和欲望，保持心境平和、精神恬淡，才是养神养心的关键。名医扁鹊也支持《黄帝内经》的这种养心调神法，他提倡淡泊名利、不求闻达、追求心灵的内在平衡与和谐。但要达到这种境界是非常不容易的，我们可以从调节情志开始，一步步调养自己的精神。

（4）心与小肠相表里

中国有个成语叫"心腹之患"，比喻隐藏在内部的严重祸害，或者泛指最大的隐患。现在用来形容问题的严重性。那么，古人为什么要把心和腹连在一起呢？所谓"心"，即指心脏，对应手少阴心经，属里；"腹"就是指小肠，为腑，对应手太阳小肠经，属表。"心腹之患"就是说，互为表里的小肠经与心经，它们是一个整体，谁出现了问题都是很严重的。所以，养护小肠经也是养心的一大关键。

中医理论认为，小肠的主要生理功能是受盛、化物和泌别清浊。受盛即接受或以器盛物的意思。化物，具有变化、消化、化生的意思。小肠接受由胃初步消化的食物，并对其做进一步消化，将水谷化为精微。《黄帝内经·素问》也有相关记载："小肠者，受盛之官，化物出焉。"小肠的这一生理功能异常，可导致消化吸收障碍，表现为腹胀、腹泻、便溏等。

另外，小肠经也是心脏健康的"晴雨表"。现在很多人工作时整天守在电脑旁，经常会肩膀酸痛，如果不知道休息和保养，发展下去，就会导致后背痛，接下来是脖子不能转动、手发麻。西医通常会将这些症状诊断为颈椎病，其实，这大多数是心脏供血不足，造成小肠气血虚弱所导致的。想知道自己的心脏供血是否充足，有一个简单的方法：在胳膊肘的略下方有一根"麻筋"，小的时候打闹玩耍经常会碰到它，总会过电般一麻到手。这条"麻筋"就是小肠经的线路。你可以用拳头打一下这条"麻筋"，看看能不能麻到小手指。如果一麻到底，证明你的心脏供血能力还是不错的；如果只痛不麻，那你的心脏已经存在供血不足的情况了。另外，还有一个更简单的测试法，即行个军礼，看看上臂靠近腋下的肌肉会不会很松弛，松弛就代表此处气血供应不足了。

生活中，多种原因可引起小肠消化功能与吸收功能分别或同时减损，以致肠腔内一种或多种营养物质不能顺利透过肠黏膜转运进入组织而从粪便中过量排泄，从而引起营养缺乏的一系列综合征，被称为小肠吸收不良。它分原发性和继发性两类，临床表现以慢性腹泻、消瘦、乏力、腹胀、胃炎、贫血为特征。粪质稀薄油腻多脂者，称为脂肪泻。在重度腹泻时，应卧床休息，勿食生冷、硬滑、油腻食物。寒证腹泻不忌姜、椒、蒜等辛辣之品，但也不宜多食，热证腹泻者则不宜食这类食品。饮食宜少渣，易消化，高热量、高蛋白、低脂肪为宜。

总之，知道了小肠经是心脏健康的"晴雨表"，就要对它多加关注。通过小肠经，我们可以预测心脏的功能状况，还能够用调节小肠经的方法来辅助治疗心脏方面的疾患。善待小肠经也就是养护心脏，二者相表里，不要因为对于小肠的忽视而给自己的健康造成"心腹之患"。

（5）五脏主五官，舌为心窍

《黄帝内经》认为，五脏与五官是相对应的，心开窍于舌，脾开窍于口，肺开窍于鼻，肾开窍于耳，肝开窍于目。而"舌为心窍"之说也是源自于此，心的精气盛衰及其功能变化可以从舌的变化上显现出来。因此，一个人如果出现口舌生疮、口腔溃疡等症状，中医会认为该人的心火过旺。

舌与心的关系可以从以下四个方面得到具体了解。

①舌与心之间由经脉连接，《灵枢·经脉》中说："手少阴之别……循经入于心中，系舌本。"

②心的主要功能是主血脉，而舌包含很多血管且没有表皮，所以能更加灵敏地反映出心主血脉的功能状态。

③《灵枢·忧患无言》中说："舌者，声音之机也。"所以人类的语言表达与舌的关系密切，而语言表达依靠心神控制，所以可以从语言表达上看出心主神志的功能状态。

④舌最大的功能是对味觉的掌控，心主血脉，心之气血通过经脉到达舌，使它可以鉴别出不同的味道。

由此可以看出，舌不仅在经脉上与心相连，就连它的功能也依赖于心。因为二者互相对应，所以我们平时可以从舌的生理状态或敏感程度看出心的功能情况，比如通过看舌质和舌苔，就可以得知心脏的现状。

首先，看舌质。如舌胖嫩或发紫发黑，说明心阳不足；如舌呈绛红色，说明心阴不足，舌颜色暗淡，则心血虚；舌红肿、生疮、疼痛，则心火上炎；舌上有瘀斑，则心血滞涩、瘀阻。相对应地，心气和顺，舌就能尝出不同的味道；心主神志功能异常，可能会导致说话障碍，话讲不清，意思表达不到位等。

其次，看舌苔。一般情况下，舌苔应是淡淡的薄白，是湿润的，不滑不燥。如果舌苔发黄而舌质还是红色的，说明是体热所致；舌苔发白，说明体内有寒；舌苔发黑，说明体内寒气过重，脾胃的消化功能很差；没有舌苔的情况通常出现在久病虚弱的人身上。

除此之外，如果心火过旺，除了表现在舌上，还会出现小便短赤、灼热疼痛等小肠热证，这叫作"心移热于小肠"。因为心与小肠相表里，如果小肠实热，也会顺经上于心，出现心烦、舌尖溃疡等症状。因此，当出现这些情况时，在治疗上既要清泻心火，又要利小便以清利小肠之热，给邪以出路，相互兼顾，才能有成效。

2.人体的春夏秋冬：心主夏，重养"长"

（1）心与夏季相应，夏季养生重在养心

人体五脏之中，心与夏季相同，也就是说夏季的气候特点有益于心的生理功能，并可保证其正常发挥。《素问·藏气法时论》指出："心主夏。"《素问·六节藏象论》里也讲："心者，生之本，神之变也；其华在面，其充在血脉，为阳中之太阳，通于下气。"正如诸多医家所指，"夏主火，内应于心"，既然心与夏季相应，那么，夏季养生的关键自然就是养心了。

相信每个人都有这样的体会，只要一到夏天就会觉得心烦气躁。长辈人会告诉你："心静自然凉。"话虽简单，做起来可不容易。就算待在空调房里，还是会觉得心神不安。这是因为夏季属火，又因火气通于心，心性为阳，所以夏季的炎热最容易干扰心神，使心神烦乱，总觉得心里不得安宁，而心烦就会使心跳加快，心跳加快就会加重心脏的负担，诱发疾病。因此，夏季是心脏病的多发季节。夏季养心先要做到心静，想要心静，首先，应该懂得清心寡欲，因为心中少一分欲望，就会少一分烦恼，也就不会伤及心脏。其次，闭目养神也是养心的好办法，因为闭目养神可以帮助人排除心烦杂乱。

夏天人们也容易心火过旺，吃些味苦的食物有助于削减心火。因为夏季气温较高，出汗较多，中医认为此时宜多食酸味以固表。《素问·藏气法时论》中说："心主夏，心苦缓，急食酸以收之；心欲软，急食咸以软之。"但是饮食又不可过寒，因为人体实际处于外热内寒的状态，所以冷食不宜多吃，多食则伤脾胃，会引起吐泻。此时应食西瓜、绿豆汤、乌梅等解渴消暑。食疗宜选荷叶、茯苓、凉拌莴笋等，有清热解暑、宁心安神、补虚损、益脾胃的功效。总体上说，夏季的饮食要以清淡为主，还要注意饮食卫生，不要吃变质的食物。

最后要注意的就是劳逸结合，因为夏季天气炎热，所以尽量避免在烈日或持续高温下工作，注意午休，晚睡早起。睡觉时不要贪凉，最好不开电扇，不露天睡觉。夏季容易中暑，人们可以用多吃防暑食物、保证睡眠等方法来避暑。另外，运动要避过高温时间，清晨和黄昏是最好的锻炼时间。运动时间不宜过长，强度不宜过大，可以通过散步、打太极拳等轻缓的运动达到锻炼的目的。需要注意的是，在运动后，不要饮用大量的凉开水，也不要用冷水冲澡。

（2）夏季养心切记要"平和"

夏天气候最大的特点是炎热，夏天人体最大的特点是烦躁，所以夏季情志养生要像《黄帝内经》所说的那样"使志无怒"，保持平和的心态和愉悦的心情。说到"平和"二字，不得不提"药王"孙思邈的养生秘诀，孙思邈活到了一百多岁，其养生秘诀就是他倡导的"十二少"，即"少思、少念、少事、少语、少笑、少愁、少乐、少喜、少好、少恶、少欲、少怒"。通俗地说，"十二少"的精华就是"心气平和"，从心理上、思想上尽量减少对身体不利的意念。

所谓心气平和，就是保持体内平衡、心顺气畅。平和的心态避免了过喜伤心，过怒伤肝，过哀伤肺，过乐伤肾。人体的免疫力就能提高，疾病就难上身，自然利于身体健康。心气平和还能平衡阴阳，调和六脉，祛病延年。因此，要维护良好的健康，养成良好的生活习惯，就必须对身体的活动、言语及思想有所节制。正如一个人不要到有险情的水中游泳，不要坐有危险的船一样。在做任何事情之前，都要想一想再做。这句话阐明了"心气平和"，一切要从每一细微处做起，毋以善小而不为，毋以恶小而为之。为人处世，心中还应常存正大光明的意念。浩然正气常存我心，自然"正气存内，邪不可干"，元气充沛，脏腑功能好。所以，要做到"心气平和"还要戒浮躁之心，遇事要善于克制，自我排遣，淡化小恩小怨，处理好人际关系。

当然，真正做到"心气平和"是很不容易的，首先要保持良好的情绪。从某种意

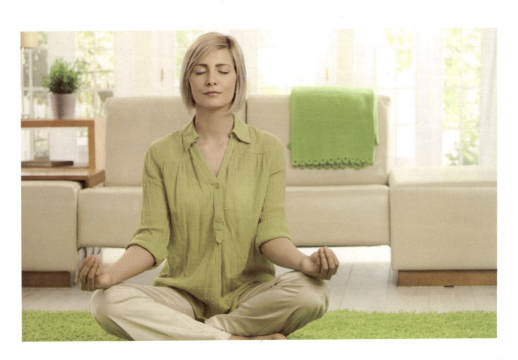

义上说，心理因素对身体健康的影响很大，甚至超过了生理因素。医生在就诊的病人中发现，一些功能性疾病是由心理因素造成的，如神经症、偏头痛、消化不良等，可以称之为心理性疾病。某些器质性疾病，如溃疡病、高血压、冠心病的产生和加重，也与心理因素有密切的关系，严重时甚至会危及生命。所以，平和的心境也是抵御疾病的有效良药，控制好自己的情绪就是第一步。

夏天尤其需要心静，静则生阴，阴阳协调，才能保养心脏。静则神安，哪怕只有5分钟都可见效。如果感到心情烦躁，不能静下心来做事，不妨先停下手边的工作闭目养养神，因为闭目可帮助我们排除杂念。也可以在树荫下或屋内静坐15~30分钟，或听听悠扬的音乐，看看优美的图画，也可以选择钓鱼或打太极拳等，都有利于心静。

夏天在炎热中寻一份宁静，做到平心静气，不以物喜，不以己悲，不给心脏太多的负担，也不为健康找麻烦，只要达到这种境界，也就找到了夏天最好的养生法。

（3）病由心生，炎夏要学会释放压抑的情绪

说到夏天的气候，人们脑海里马上会出现"炎热、骄阳、雷雨"等词语，这些确实是夏天独有的，而热也是夏天的特色，尤其是雨前那种闷热的天气，不仅让人觉得身上黏糊糊的很难受，连心里也感到压抑，对养心来说是没有好处的。

夏天本来就是人们脾气最容易爆发的季节，压抑的心理只会让这种情况更加糟糕。压抑是一种较为普遍的病态社会心理。心理学上专指个人受挫后，不是将变化的思想、情感释放出来，转出去，而是将其压在心头上，不愿承认烦恼的存在。压抑能起到减轻暂时焦虑的作用，但不是完全消失，而是变成一种潜意识，使人的心态和行为变得消极和古怪起来。通常表现为心情沉闷、烦恼不堪、牢骚满腹，时不时有股无名火，似乎一切都令人生厌，既不能分享他人的喜悦，也不能分担他人的忧愁，对他人的喜怒哀乐无动于衷，难以产生共鸣，失去广泛的兴趣，成天拘泥在自我约束之中，心中似有块石头难以消除，严重时还会有绝望之感。尤其在夏季，外热内燥，更容易让人产生这种压抑的心态。所以，释放内心的压抑，是夏天一定要学会的养生方法。

倾诉法

倾诉，对缓解压抑情绪有很好的作用。当一个人的心理负担过重，感觉快要透不过气来的时候，一旦有人能耐心听他倾诉，他就会有一种如释重负、终于被理解的感觉，内心有一种欣慰之感，进而使压抑感得到缓解，心理上似乎感到一种解脱，还会产生某种感激之情，愿意说出更多心里话。所谓"一吐为快"说的就是这个道理。

眼泪法

痛痛快快大哭一场也可以帮助我们发泄压抑的情绪。在亲人面前痛哭，是一次纯真的感情爆发，如同夏天的暴风雨，越是倾盆大雨越是晴得快。许多人在痛哭一场之后，觉得畅快淋漓，压抑的心情也会随着泪水的落下而释放出来。研究证明，眼泪中含有一些生物化学物质，它们能引起血压升高、消化不良或心率加快。把这些物质排出体外，对身体是有利的。

运动法

心里压抑的时候找不到出口，学习和工作都进行不下去。这时候不妨跑到其他地方宣泄一下，或者干脆出去跑一圈，做一些能消耗体力又能转移自己注意力的运动，踢足球或打篮球都是不错的选择。特别是在活动中与他人的合作和接触，又让我们有了新的交流。当你累得满头大汗、气喘吁吁时，你会感到精疲力竭，相信这时你的压抑情绪已经基本被抚平了。

病由心生，医学证明，人类70%~80%的疾病都由情绪引起，中医心理养生以《黄帝内经》为源头，提出"养生要养心"的观点。内心的压抑是疾病的温床，所以，要像夏天的暴雨一样将压抑的情绪释放出去，身体才能得到阳光的普照，健康一生。

（4）荷叶养心又祛火，伴你清爽一夏

"接天莲叶无穷碧，映日荷花别样红。"这样的名句相信大家都知道，荷花、荷叶构成了夏天的特色美景，殊不知，那"无穷碧"的荷叶除了在视觉上给人带来清凉爽快的感觉外，在饮食和药用方面也是养心祛火的佳品。

荷叶入药首见《食疗本草》。一般6~9月采收，除去叶柄，晒干，新鲜的叶子随时采用。中医认为，荷叶味苦微涩，性凉、平，归肝、脾、胃、心经，有消暑利湿、升发清阳、凉血止血等功效，常用于治疗暑热烦渴、暑湿泄泻、脾虚泄泻以及血热引起的各种出血症。而荷叶的祛火功能更让它成为夏季首选的养心食物。

荷叶色青绿，气芬芳，是传统药膳中常选用的原料。近代研究证实，荷叶有良好的降血脂、降胆固醇和减肥的作用，其食疗范围进一步扩大。比起大众熟知的夏季饮品绿豆汤，荷叶茶或荷叶粥的消暑作用也毫不逊色，而且清香开胃。若将荷叶、绿豆、大米一同煮成荷叶绿豆粥，祛暑清热、和中养胃的作用更为明显，老少皆宜，特别适于伏天食欲不振、发热口渴的少儿食用。绿豆用水泡发后，另用水将绿豆煮开花，制成绿豆汤；粳米煮成稠粥，半熟时加入绿豆汤、冰糖，搅拌均匀，一起煮开；粥熟后，取荷叶1张，趁热盖在粥面上，待粥变凉并呈淡绿色，即可食用。

荷叶还具有降血压、降血脂、减肥的功效，因此，高血压、高脂血症、肥胖症患者，在夏季除了经常喝点儿荷叶粥外，还可以每日单用荷叶9克或鲜荷叶30克左右，煎汤代茶饮，如果再加点山楂、决明子同饮，则有更好的减肥、降脂、降压之效。

除了荷叶外，《本草纲目》中记载说荷花、莲子、莲衣、莲房、莲须、莲子心、荷梗、藕节等均可药用。荷花能活血止血、去湿消风、清心凉血、解热解毒；莲子能养心、益肾、补脾、涩肠；莲须能清心、益肾、涩精、止血、解暑除烦，生津止渴；藕节能止血、散瘀、解热毒；荷梗能清热解暑、通气行水、泻火清心。由此可见，荷花的全身无一不可入药，可以说处处皆是宝，而且是非常好的养心祛火的药材。

（5）闻闻花香，赶走夏日心烦

消除夏天的烦躁情绪有一个最简单的方法，就是闻一闻花香。清代医学家吴尚先在《理瀹骈文》里说："七情之为病，看花解闷。"而李时珍在《本草纲目》中也详细记载了各种香料在"芳香养生"方面的应用。可见，用花草的香气"解闷"确实是一种有道理可循且有效的办法。

花向来是美好的象征，人们爱花赞花也是对美的向往和追求。对现代人来说，夏天一到，在紧张的工作之余，养些花草，不仅能够调节生活，放松心情，还有助于调节人体生理功能，稳定情绪，有益于身心健康。

不同种类的花香对人体有不同的影响，我们只有在了解了它们的功效之后才能正确利用，方可达到养生的目的。比如，茉莉花香对失眠、焦虑、烦躁等症状的缓解效果堪

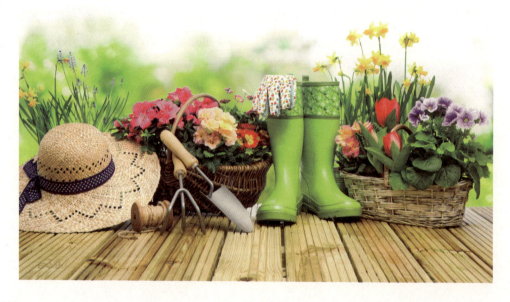

比镇静剂；桂花香味闻之使人疲劳顿消，有助于治疗支气管炎；郁金香香味可辅助治疗焦虑症和抑郁症；牡丹花香味可使人产生愉悦感，还有镇静和催眠作用；天竺葵花香有镇定神经、消除疲劳、促进睡眠的作用；水仙和荷花的香味，使人感到宁静、温馨；薄荷香味使人思维清晰；紫罗兰的香味会让人感到温馨、舒畅，很适合女性。

当然，有些花并不适合养在室内，有些花香也不适合长期闻。如夜来香在晚上会散发出强烈刺激嗅觉的微粒，使高血压和心脏病患者感到头晕目眩、郁闷不适，甚至会使病情加重；百合花香使人兴奋，但闻的时间过长，会让人感到头晕；室内放一定数量盛开的丁香花，有预防传染病的作用，但也不可多闻，否则会感觉头晕；兰花香闻久了会令人过度兴奋而失眠；郁金香的花朵里含有一种毒碱，长时间与它接触，会加快毛发的脱落。

总体来说，只要利用合理，花香的养生功效还是不错的，忙碌的工作结束后，心情烦闷的时候，闻一闻清新的花香，既可以消除疲劳又能够平和心境，而且轻松方便，何乐而不为呢？

当然，不仅是夏天，其他季节也可以根据需要在室内摆上几盆不同的花卉，既美观又养生，还可以利用现有的材料自制一些花草茶，不要放过任何一个养护身体健康的机会。

（6）夏季养心茶——解暑清热，喝出"健康心"

夏季气温高，人会大量出汗以散发身体热量，所以要及时喝水以补充体液，平时不妨多喝点儿茶。茶可以说是我国古代最早的饮料，因为它的文化和功效，至今仍是大家喜爱的饮品。茶的最早发现与利用，却是从药用开始的。《神农本草经》记载："神农尝百草，日遇七十二毒，得茶而解之。"晋张华《博物志》也同样有"饮真茶，令人少眠"的说法。汉代名医张仲景说："茶治便脓血甚效。"可见，自古茶即为药。

中医认为，茶能消食去腻、降火明目、宁心除烦、清暑解毒、生津止渴。茶按照其性状可分为清茶、花茶和红茶，其中清茶、花茶性偏凉或居中，皆有以下养心功效：第一，提神醒脑，利尿强心。《神农本草经》说："茶能令人少眠，有力，悦志。"也就是我们现在说的增进血液循环，兴奋中枢，促进新陈代谢。第二，降低血压，预防动脉硬化。饮茶能防止血液和肝脏中的烯醇和中性脂肪积累，增加血管壁的弹性，预防动脉硬化和脑出血。第三，清热降火，止渴生津。李时珍《本草纲目》说："茶苦味寒，茶叶最能降火，火致百病，火降则上清矣。"喝茶的确有发汗解暑清心之效。

（7）夏季"降火"，一家老少皆不同

《素问·四气调神大论》中提出了"春夏养阳，秋冬养阴"的四时养生总则。其中，春夏两季是人体新陈代谢旺盛的阶段，尤其是夏季，五行属火，人体的代谢就像熊熊烈火一样，是一年四季中最旺盛的阶段。在炎热的夏天，如果不注意饮食养生很容易"上火"。人们普遍认为多喝水并且吃清火药是解决上火的好办法，但是，上火的原因多种多样，想要收到很好的降火效果，就必须对症下药。

首先，我们来看以下不同人群的降火方法。

孩子易发肺火

夏天，有些孩子动不动就发热，只要受一点儿凉，体温立刻会升高，令妈妈们苦恼不已。中医认为，小儿发热多是由于卫气感受外邪所致。小儿之所以反复受到外邪的侵犯，主要是由于卫气正气不足，阴阳失于平衡。

针对这种"火大"的孩子，应及时给予中药对症治疗。如孩子属肺热郁闭，可给予通宣理肺丸、麻杏石甘汤；阴虚肺热可给予养阴清肺口服液或者金果饮；湿热泄泻可给予葛根芩连汤等。同时，应多让孩子饮水，多吃蔬果，少吃巧克力、肉类等高热量食品。

老年易发肾阴虚火

夏天阳气旺盛，容易导致老年人肾阴亏虚，从而出现腰膝酸软、心烦、心悸汗出、失眠、入睡困难等症状，同时兼有手足心发热、口渴、咽干或口舌糜烂、舌质红，或仅舌尖红、少苔、脉细数。

针对老年人这种肾阴虚火，应对症给予滋阴降火药，如知柏地黄丸等。饮食上应少吃刺激性强及不好消化的食物，如糯米、面团等，多吃清淡滋补阴液之品，如龟板胶、六味地黄口服液等，多食富含B族维生素、维生素C及铁的食物，如动物肝脏、蛋黄、西红柿、胡萝卜、红薯、橘子等。

妇女易发心火

妇女在夏天情绪极不稳定，特别是更年期妇女，如突受情绪刺激，则会烦躁不安，久久不能入睡。这主要是由于心肾阴阳失调而导致心火亢盛，从而出现失眠多梦、胸中烦热、心悸怔忡、面赤口苦、口舌生疮、潮热盗汗、腰膝酸软、小便短赤疼痛、舌尖红、脉数等症状。应给予中药对症滋阴降火，如枣仁安神丸、二至丸等。多吃酸枣、大枣、百合或者干净的动物胎盘等，可养心肾。

除此之外，夏天的一些不良习惯也是人们上火的原因，与其上了火再想办法降，不如时刻注意自己的生活习惯，避免上火。

（8）夏季养生，防晒不可少

对于爱美的女性来说，夏天出门防晒是必不可少的一项护肤措施，其实不光是美女们需要注意，所有人在炎热的夏季出门都需要做好防晒工作，除了防止被晒黑外，也是为健康着想。夏季紫外线很强烈，而紫外线有UVA、UVB、UVC三类，其中UVA类紫外线的35%~50%可通过皮肤表皮到达真皮，长时间日晒会造成肌肤出现皱纹、下垂等老化现象；而UVB类紫外线则大部分被表皮所吸收，成为皮肤干燥及晒伤的原因，最重要的是，UVB类紫外线还是黑色素瘤皮肤癌发病的重要因素，相关研究也证实，日晒是黑色素瘤发病的主要危险因素。所以，夏季做好防晒工作对养生来说是必不可少的。

防晒首先要在饮食上下功夫。如果你的肌肤比较敏感，盛夏季节最好少吃"感光蔬菜"，如香菜、芹菜、白萝卜等。因为它们会让爱长斑的皮肤更容易长出色斑。相反，以下这些蔬菜和水果可以抑制黑色素的沉着，让皮肤嫩白，如猕猴桃、草莓、西红柿、橘子、卷心菜等。《本草纲目》中对草莓的药性有明确的记载，说它有清暑、解热、生津止渴、消炎、止痛、润肺、助消化等功效。炎热的夏季多食草莓最合适不过了。

此外，《本草纲目》中提到红景天、益母草、金银花、仙人草、甘菊、芦荟等十余种中药具有防晒的功效，对皮肤有温和舒缓、保护滋养、自然美白等功效，它们和上面提到的蔬菜和水果是夏日防晒的完美搭档。因此，在选择防晒霜时，要尽量选择含有这些植物成分的产品。

另外，在日常生活中，有许多防晒误区需要引起大家的注意，下面就为大家介绍几个。

误区一：只有在十分炎热的高温下，紫外线才会非常强烈。

其实紫外线不会发热。譬如人们在爬山时，越往上，山风越凉，这时紫外线也越强。每往上1000米，紫外线就增强10%。在大海上也是同样的道理，海风让你感觉凉爽，然而此时的紫外线已达到极强的程度。

误区二：防晒霜涂上后即可产生防晒效果。

由于防晒霜中的有效成分必须渗透至角质表层后，才能发挥长时间的保护效果，因此必须在出门前30分钟就先擦拭完毕，出门前再补擦一次。在使用的剂量上，每次用1~2毫升的量，方可达到最佳防晒功效。

误区三：只要出门前涂了防晒霜，肌肤就可以一整天安全无忧。

防晒产品在暴晒部位涂抹数小时后，由于汗水的稀释等原因，其防晒效果会渐渐减弱，所以应及时洗去并重新涂抹，以确保防晒效果的延续。

误区四：打遮阳伞能防晒。

事实上，50％的紫外线能透过遮阳伞伤及人体。玻璃也如此，它只能隔离中波紫外线，而长波紫外线会毫无阻拦地穿透玻璃，所以坐在室内也需要防晒。

最后，女性朋友们要注意：夏日外出，每隔2~3小时应当补擦一次防晒品。游泳时应使用防水且防晒指数较高的防晒品。进行户外活动，无论日晒程度如何，回家后都应先洗澡，并以按摩的方式轻轻擦拭全身，先用温水，再用冷水冲淋，并全身涂抹护肤乳。外出时双手也要擦防晒品，而手臂、脚、膝盖外露时也应涂防晒品，这样既可以防晒，又可以有效减少斑点。

（9）走出夏天睡眠误区，安心好梦养心气

《素问·四气调神大论》中针对夏三月，特别提出了"夜卧早起"的观点。通过晚睡觉的方式，弥补夏季自然界中阴气的不足，通过早起床的方式，顺应自然界中阳气的充盛。夏季睡眠除了遵守"夜卧早起"的原则外，还要谨防一些睡眠误区。有些人之所以睡不着或睡不好，是因为走进了睡眠的误区。尤其是在夏天，最常见的感冒、腹痛、腹泻等疾病都是因为睡眠误区导致的。所以，走出夏天睡眠误区，也是养生养心要做到的。

误区一：袒胸裸腹。

尽管夏日天气炎热，在晚上睡觉时仍需穿着背心或薄衬衫，腹部、胸口盖条被单，以避免着凉而引起腹痛、腹泻。对于这一点，老年人、幼儿更应该注意。

误区二：室外露宿。

即使在夏季气温很高的夜晚，也不能因贪图凉快，在廊檐、室外露宿，以防蚊叮虫咬或因露水沾身而发生皮肤感染或头昏脑涨、四肢乏力。

误区三：睡地板。

夏季，有些人只图一时凉爽，在水泥地或潮湿的地面上铺席而卧，这样很容易因湿气、邪寒袭身，导致风湿性关节炎、腰酸腿痛或眼睑水肿等病症，损害身体健康。

误区四：穿堂风。

在炎热的夏季，通道口、廊前虽然风凉，但是在这样的地方睡觉，很容易受凉，引起腹痛、感冒等。

误区五：睡塑料凉席。

夏季的夜晚，有的人图凉快，睡在塑料凉席上，这是很不科学的。由于塑料制品的透气性差，不能吸汗，水分滞留，不易蒸发。这样一来，不但影响睡眠，还会危害

身体健康。此外，人们在凉席的选用上也是有讲究的。凉席并非越凉越好。凉性大的竹席，更适合中青年人，老人、小孩及体质弱的人不宜用。婴幼儿最好选灯芯草、蒲草、马兰草等编织而成的草席。同时，草席也较适用于老人及体质虚弱的人。但新草席使用前，最好在阳光下暴晒，反复拍打数次，再用温水拭去灰尘，在阴凉处晾干后使用。每晚睡觉前应用温水擦拭，除去灰尘和汗渍。

误区六：不睡午觉。

夏季日长夜短，气温高，人体新陈代谢旺盛，能量消耗大，容易感觉疲劳。而夏季午睡可使大脑和身体各系统都得到放松，也是预防中暑的措施之一。另外，《黄帝内经》认为，中午十二点对应的是心，正是心神工作的时间，如果在这时能放下体力或脑力工作，好好休息一会儿，就不至于太劳心、太伤心。

误区七：开着空调睡觉。

很多人贪图凉快，夏天喜欢整夜开着空调睡觉。其实这样危害很大。因为入睡后，人体的血液循环减慢，抵抗力降低，极易受凉而引起感冒。所以，即使你一定要开空调睡觉，也要记得给自己盖一床薄被。

总之，夏季气温高，昼长夜短，如果不能睡个好觉，会对第二天的学习和工作造成一定的影响。所以，一定要走出这些睡眠误区，安心睡好觉，健康享受生活。

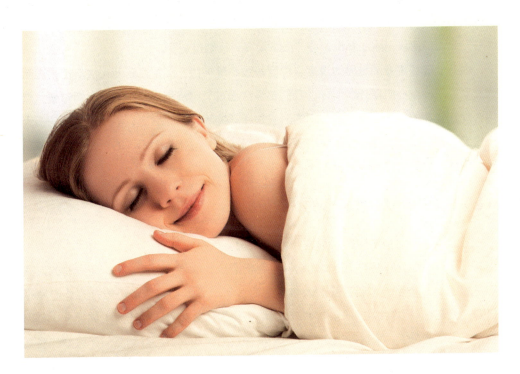

3.心脏与情志养生：心在志为喜

（1）喜为心之志，过喜则伤心

民间有"笑一笑，十年少"的说法，一个人心情舒畅了，外表看上去也会年轻。喜，通常是一件值得庆贺的事情。从情志上来看，喜与心的生理关系密切。喜为心志，喜则心气舒畅，血气通利，营卫调和。笑为心声，笑是喜形于外的体现，所以经常保持喜悦、乐观的情绪，对心脏是有好处的。故《儒门事亲》说："喜者少病，百脉舒和故也。"现代研究也证实，心情愉悦、性格开朗者患心血管病的概率明显比其他人要低，多能健康长寿。而情绪急躁、悲观者则多体弱多病，心血管病的发病率也较高。具体而言，喜与心的关系可体现在生理和病理两个方面。

从生理来看，心功能的健全、和谐，会令人处在愉悦轻松的心境之中，即使出现了应激的情绪，也是趋向良性、肯定性的反应，常表现为喜悦、坦然、宽容等。反过来，愉悦的心情也会促进心功能和血脉的畅通，正如《素问·举痛论》上说："喜则气和志达，荣卫通利。"

从病理上来看，喜与心有着互动关系。当心脏发生病变时，情志上也会出现异常，常表现为"心气虚则悲，实则笑不休"。而无节制的喜乐，也会伤及于心，甚至有的人会因为过度喜悦激动而诱发心脏疾病。因此，《素问·阴阳应象大论》有"喜伤心"之说，唐代王冰注释说，心"虽志为喜，甚则自伤"。

很多心脏病患者都是因为过度喜悦而导致心跳加快，头晕目眩而无法自控，进而诱发了心绞痛或心肌梗死。所以，我们要学会通过节制调和情感，防止七情过激，保持心理和生理的平衡。当大喜临门的时候，注意控制自己的感情，不要过于激动、大声放笑，可以从相反的角度想想"是不是搞错了""没什么大不了的"，以此缓冲自己因惊喜产生的急剧的情绪变化。

（2）福之祸所伏，喜是心的"双刃剑"

俗话说"福之祸所伏"，喜对于心脏来说，就是一把双刃剑。因为"心在志为喜"，喜对心是有好处的，但也随时有"喜伤心"的危险。说到这里，可能有的人感到疑惑了，一个整天愁眉苦脸的人容易生病，所以人人都希望自己能开开心心地过日子，就连祝福也会说上一句"笑口常开"，可为什么高兴还会让人生病呢？这是因为，在正常情况下，喜这种情绪能够缓和精神紧张，让人身心舒畅。但是过度的喜会让人心气涣散，神不守舍。有个成语叫"得意忘形"，说的就是一个人高兴得失去了常态。从中医的角度来看，就是大喜过度，心神就会包藏不住，导致心气涣散，血运无力而瘀滞，所以使得人无法控制自己的形体，就很容易出现心悸、心痛、失眠、健忘等一类病症。

此外，《黄帝内经》里讲："喜伤心。喜乐无极则伤魄，魄伤则狂，狂者意不存人，皮革焦，毛悴色夭死于夏。"意思是说，喜会损伤心脏。过度喜乐不知节制，会伤魄。魄被损伤，人就会癫狂，以至于陷入意识全无、旁若无人的状态，而且会出现皮肤枯黄等症状。若进一步发展，待到毛发零落、肤色黯淡之时，人就会在夏季火旺的时候身亡。所以，虽然喜为心志，但也要有个度，不宜过，过喜则伤心。

三国后期，魏国掌握大权的大将军司马昭想自己当皇帝。可是，他又不想给后世留下谋权篡位的骂名。所以，司马昭就希望手下的臣民主动推举自己当皇帝。有一位大臣看出了司马昭的心思，于是他上奏称，"当年襄武县，天降一人"，自称为"民王"，是特地来报告"天下换主，立见太平"的事情，又建议司马昭采用皇帝礼仪，"进王妃为王后，立世子为太子"。司马昭听到此言心中大喜。哪知乐极生悲，就在他回宫正欲用膳时，突然脑卒中不语。第二天，诸位大臣都知道司马昭病危了，于是皆入宫探望，司马昭口不能言，用手指着太子司马炎而死。这就是一个狂喜伤心的典型例子。

由此可见，暴喜、大喜、狂喜都不利于健康，过度喜悦，有可能好事变坏事，所以，人人都应该保持一种平和的心态，更多的是要看重其本身的文化内涵，这样不仅有益于身心，同时还可以培养一种情感，让自己的内心得到充实。否则，工作中的风险自然免不了让你心怀"伤心事"，即使赚钱了，也容易使你因为突然而至的成功高兴过度，最终导致伤心。

（3）乐极生悲，兴奋也要适可而止

喜悦的心情对人体是有好处的，心情好，精神就好，不论是学习还是工作，取得的效果也会更好。但是就像所有事物都有两面性一样，兴奋也不能过度，否则就会乐极生悲，好事变坏事。

"乐极生悲"的典故来自战国时期。齐威王当时在后宫设置酒宴，召见淳于髡，齐威王问他："先生你要喝多少酒才会醉？"淳于髡想了想回答道："我喝一斗酒也醉，喝一石酒也醉。"齐威王不解其意，淳于髡解释自己在不同场合、不同情况下酒量会变化："所以我得出一个结论，喝酒到了极点，就会酒醉而乱了礼节；人如果快乐到了极点，就可能要发生悲伤之事（原文即'酒极则乱，乐极则悲'）。所以，做任何事都是一样，超过了一定限度，则会走向反面了。"古人的话流传至今，肯定有它的道理。从中医的角度来看，喜为心志，过喜伤心，而兴奋是因喜而起，所以兴奋过度也是会伤心的。

同时，过度兴奋也有把人推向绝境的危险。对于时常经受巨大压力的人来说，过度兴奋比过度悲恸离绝境更近。人的心理承受能力，与人的生理免疫能力有相似之处。如同经常性的病菌入侵，使心理的抗御力像人体里的白细胞那样经常处于备战与迎战的活跃状态，故心理虽受压抑但仍能保持正常生存的状态，不至于一下子崩溃。而过度兴奋对于心理经常承受巨大压力的人来说，使心理状态犹如从高压舱一下子获得减压，难免引起灾难性后果。在这里同大家分享一个病例：

68岁的张大爷因为外出工作的儿女都回家来团聚，面对这喜庆情景一时难以自持，以致引发心脏病、心力衰竭。家人急忙将其送到医院抢救治疗。诊断结果显示，张大爷入院时心率仅30~40次/分，四肢冰冷，神志不清。医生及时制定了严密的救治方案，给予抗心律失常、提高心率、保护心肌和抗心衰的治疗，结合中药振奋心阳、益气养阴，张大爷的病情才得到控制。

这个病例说明过度兴奋比过度悲恸离"绝境"更近。所以，兴奋也要适度，倘若突发事件让人太过兴奋，或者为一事一物而长时间兴奋不已，超过了人体所能调节的限度，而在思想上又不能主动或被动地转移这种情绪状态时，兴奋就成了危险之事。为了避免"乐极生悲"的事情发生在我们身上，平时要学会控制自己的情绪，防止过度兴奋，释放心中的狂喜，可以借助于山川的明媚、朋友的温情等方式，这样就能帮助自己平和心绪，做到兴奋有度、适可而止。

（4）喜乐过甚，则气缓神散

《灵枢·本神》中说："喜乐者，神惮散而不藏。"意思是喜乐过甚会损伤心神。一般来说，一个人在正常情况下，喜可使心康泰，而乐则使神清爽，喜乐之情最终使得气和志达。从《黄帝内经》的观点来看，就是营卫通利、身清志爽。但是，如果喜乐过甚，比如狂喜、暴喜等极度喜乐的情绪则会伤及心神。

从病理上看，《黄帝内经》认为"喜则气缓"，这句话的意思是说过喜会使人的心气涣散，从而导致心神不守。从现代医学的角度来看，大脑在受到暴喜的强刺激后，交感神经兴奋，释放大量肾上腺素，导致心跳加快，血压升高，体温升高。这些变化如果超过了人的适应能力，就会使体内的气机紊乱，甚至造成精神失常。

一个团队的成功，需要团队里的人齐心协力、互相配合。但是，如果这个团队里的人像一盘散沙，不团结、不齐心、不合作，那么，这个队伍肯定做不出很成功的业绩，甚至迟早面临散伙的危险。而对于一个人来说，人的心气涣散了，健康也就面临着被"瓦解"的危险，这个人会变得精神恍惚，注意力不容易集中，自己做了什么似乎都没往心里去，给别人的感觉和以前大不相同，严重的会嬉笑不休，处于一种心神癫狂的状态，在其他人眼中与"神经病"无异。这种情况，就是"过喜伤心"的具体表现。

有人可能心存疑虑，遇上高兴的事大喜是自然反应，如何控制呢？这里我教大家一种防止大喜过度的方法——转移法。转移法又可称移情法，即通过一定的方法和措施改变人的思想焦点，或改变其周围环境，使人从现有的过激情绪中脱离出来，或转移到另外的事物上去。《素问·移精变气论》言："古之治病，惟其移精变气，可祝由而已。"古代的祝由疗法，实际上就是心理疗法。其本质是转移患者的精神，以达到调整气机、精神内守的作用。比如，古人早就认识到琴棋书画具有影响人的情感，转移情志，陶冶性情的作用。实践证明，它们确实可以让人从激动的情绪里平静下来，从而进入心神宁静的情志中。

（5）大喜坠阳，心病还要心药医

俗语中有"人逢喜事精神爽"，人在高兴的时候，体内的气血运行舒缓平和、通达顺畅。所以，喜在大多数情况下是一种良性的情绪活动。中医认为"心主神明"，心是情志思维活动的控制和调节中枢，不可过旺，不可过弱，如果出现超乎常态的"喜"，就会扰乱心神，令人语无伦次、举止失常。

《黄帝内经》指出，"喜怒不节则伤脏"，说明情志不加节制会损伤脏腑功能，关于这一点我们在前面已经说过"喜伤心"。此外，从中医角度看，这种病症叫"大喜坠阳"，喜则气缓，心阳心神弥散不聚，形神不俱，人神分离而去世。在《淮南子》中有"大喜坠阳"的记载，而且书中也有"谈笑以惜精气为本。多笑则肾转腰痛。多笑则神伤，神伤则恍恍不乐，恍惚不宁；多笑则脏伤，脏伤则脐腹痛，久为气损"之说。

下面我们以一个具体的例子来说明"大喜坠阳"的危害：不知道大家有没有听说过"婚后沉默症"？说的是青年男女在结婚以后对待彼此的态度的改变。结婚之前，男女双方总说不完的话，从早说到晚，电话一打短则半小时，长则一小时，谁都舍不得先挂断。可是结婚后两个人之间的话反而少了，那些婚前卿卿我我的恋人，似乎在热恋时就把该说的话说完了。

从健康的角度来说，造成婚后沉默症的一个主要原因，就是身体上的变化。心神影响身体，身体的变化也会影响到心神，这是情志养生的基本观点。在婚前，人们体内的精气没有得到太多的疏泄，主要是累积。中医认为，人体内储存了多少精气，也就储存了多少健康，精气过度支出，人的健康也就毁掉了。所以，很多婚前生龙活虎的人，到了婚后都会出现不同程度的精神萎靡。

此外，还有一个原因，结婚属于人生大喜，大喜本身就是伤心坠阳的事，如果再加上纵欲等原因，身体自然就心神不守了，人也就变得"什么都懒得做""什么都懒得说"。女性的变化虽不像男性那么明显，但也确实存在。此时，男性身体之阳几乎坠到了低谷，男女之间原本能持平的言语沟通也就出现了落差。

俗话说"解铃还须系铃人，心病还要心药医"，要想治此病就要先了解具体的病因。《黄帝内经》讲："心藏神，肝藏魂，脾藏意，肺藏魄，肾藏志。"神作为人身的最高领导，应该在客观条件允许的情况下，愉悦身心，让每个器官组织细胞享受充分的自由。恬静、愉悦、顺应自然才是健康的精神活动，大喜的时候会伤神，伤神则阳气耗散。婚后沉默症的原因就是结婚后的喜悦大爆发，伤及心神，损伤阳气，整个人自然就表现得毫无精神。因"喜"而病就要克制"喜"，不要长时间让情绪处于异常兴奋的状态，及时调节内心的狂喜。

（6）恐胜喜，紧张能够防止过喜

前面我们说过喜不能过度，否则会伤心。那么，面对突然而至的喜悦或者难以自制的狂喜应该怎么办呢？这里我们用《黄帝内经》中的话来回答，那就是《素问·五运行大论》中提到的："其志为喜。喜伤心，恐胜喜。"也就是说恐惧可以克制狂喜。因为中医认为喜在心属火，恐在肾属水，而"水克火"，所以就有了"恐胜喜"之说。

以恐胜喜是中医情志相胜的治疗方法之一。情志相胜心理疗法是根据我国传统文化和民族心理，运用朴素的古代心理学思想和情志之间相互制约的关系来进行治疗的一种方法。在情志致病上，中医学认为精神情志一旦超过个体生理适应能力，就会导致躯体病变或损伤，即"至若情志之郁，则总由乎心，此因郁而病"。中医理论认为用情志之间的相互制约关系，即激发出某一情志，以纠正另一病态情志，从而有效治疗病态情志引发的疾病。当喜极伤心时，用恐来吓之，可以帮助治疗情志病。如《儒林外史》中范进中举的故事。范进因晚年中了举人，一下子欢喜过度，变得疯疯癫癫，因其平素极其畏惧他的丈人胡屠夫，结果被胡屠夫一记巴掌而打得清醒了，这便是"恐胜喜"这一治疗方法的运用。

"恐胜喜"的本质是五行中"水克火"的原理运用。因为从五行属性归类来说，恐在肾属于水，而喜在心属于火，平常我们说的"水火不相容"就是因为它们之间相互克制，而"恐"与"喜"就有这种相互克制的关系。

五行的相生相克，有多种形式的体现。比如，在《难经》中将"生我"和"我生"，比喻为"母"和"子"的关系，"生我"者为"母""我生"者为"子"，所以五行中的相生关系也被称作"母子"关系。对于火来说，由于木生火，所以"生我"者为木，木与火是"母子"关系；而又因为火生土，故"我生"者为土，火与土又是"母子"关系。同理，在《黄帝内经》中则将"克我"和"我克"称作"所不胜"和"所胜"。即"克我"者是"所不胜"，"我克"者是"所胜"。再以火为例，由于火克金，故"我克"者为金；由于水克火，故"克我"者为水。所以，就喜而言，"克我"者为恐，恐胜喜。

所以，在日常生活中，当我们处于过喜状态时，不妨试着用"恐胜喜"的方法来克制，如想一些令人恐怖的事情，也可以看一部恐怖电影，或者参加一个使人恐惧的活动等。一般情况下，以恐胜喜对那些患有现代癔症、情感型精神病和表演型人格障碍的人有较好的效果。但这种方法也不能"包治百病"，某些由具体原因引起的"心病"还是需要根据实际情况去诊断治疗。而且，以恐胜喜，也必须掌握恐的程度，恐不能太过，以防被"过恐"的情志所伤害，那样就得不偿失了。

4.养心，先改掉"伤心"的习惯

（1）汗为心之液，大汗淋漓易伤心

打完一场篮球，或者刚从健身房出来，每个人都是大汗淋漓的，尤其在炎热的夏天，稍微运动一下就会满身大汗。许多人喜欢在夏天出一身大汗后冲个澡，觉得很舒服。还有的人认为请人吃饭不如请人出汗，他们觉得出一身大汗有排毒的作用。殊不知，大汗淋漓其实最易伤心。

中医认为，汗液是人体内的津液在阳气的蒸腾汽化作用下，由玄府也就是汗孔排出体外的液体，《素问·阴阳别论》称"阳加于阴谓之汗"就是这个意思。由于汗为津液所化生，而血与津液的生成都来源于人体摄入的营养物质，二者能够在血脉内外相互渗透、互相补充，即所谓"津血同源"。在中医脏腑学说中，心又有主一身血脉的功能。因此，就有了"心—血—津液—汗"的关系链。《医宗金鉴》将其归纳为："心之所藏，在内者为血，发于外者为汗，汗者心之液也。"

"汗为心之液"高度概括了"汗"对人体的重要作用。首先，汗血同属阴津，阴津的充足和输布是汗液生成的来源和基础，而阳气的运行和控摄是汗液排泄的动力和调节枢纽。其次，生理上汗液与心之功能密切，因此病理上出汗过多或发汗过多，则易损伤津液、耗散心气，常见心悸气短、神疲乏力等症。比如心绞痛或心肌梗死的病人，发病时都会大汗淋漓，有的被子都会湿透。因此，心功能失调或心脏病患者，千万不要选择出汗多的运动，或者出汗多的放松方式，如蒸桑拿、泡温泉等，以免大汗淋漓后耗伤心液，加重病情。

另外，人体出汗一般有两种情况：一是散热性出汗，如气候炎热，衣被太厚或运动后出汗；二是惊恐紧张导致的出汗，是指人在精神紧张或受到惊吓时出汗。所以，紧张出汗也会耗损心液。因此平时要注意控制自己的情绪，努力保持一种平和的心态。

在正常的情况下，汗液的排泄是我们常常感觉不到的，其主要目的是为了肌肤的润泽。但过度出汗，比如大汗淋漓、汗湿全身等就会对心脏造成危害。所以，我们平时的运动锻炼一定要适量适度，不宜选择运动量很大、出汗较多的项目，尽量选择一些相对平缓的项目，如慢跑、散步、太极拳、瑜伽等，既不会出大汗又可收到锻炼效果，最重要的是不会损耗阳气。同样，像蒸桑拿这种容易大汗淋漓的活动也不要进行得太频繁，以免汗液流失过多，有伤身心。

（2）超负荷工作容易心气不足

心气不足有两种情况，一种是由于身体虚弱长期气血不足造成的心肌不够强劲所致的心脏病；另一种是由于高脂血症造成的血管内壁长期堆积杂质和饱和脂肪酸，导致心血管内径变窄造成的心脏供血不足。前一种多发生在女性和先天身体虚弱者身上，后一种一些城市人都会有，主要跟不良的生活习惯及饮食习惯有关，其中最常见的就是超负荷工作，也就是我们所说的过度疲劳。

每个人都会有感觉疲劳的时候，这是身体的本能，轻度疲劳可通过充分休息得到改善，而过度疲劳则会对身心健康造成危害，甚至诱发疾病。那么，过度疲劳对人体的危害具体表现在哪些方面呢？

过度疲劳容易导致心气不足，超负荷工作使人的生理和心理一直处于疲劳的状态。从心理上来说，容易导致人的精神紧张，脑功能会轻度紊乱，从而引发神经衰弱，出现失眠、注意力涣散、记忆力减退、心悸、持续性头痛等症状。《灵枢·口问》中说："心者，五脏六腑之主也……故悲哀忧愁则心动，心动则五脏六腑皆摇。"各种情志活动的产生，都同心有着重要的关系。外界的刺激都是先作用于心，再通过心的活动带动情志上的变化。由此可见，如果一个人长期在情感问题、婚姻危机、职业压力、人际关系的处理上费神，就会劳累心神。心神需要静养，而不能过于劳累。

另外，长时间超负荷工作还会透支人的身体健康，使血流速度减慢，含氧量下降，无法正常排出代谢产生的废物，久而久之就会对心脏和脑细胞造成严重的损害，容易诱发心肌缺血、高脂血症、脑循环障碍等疾病。

（3）过分受冷，易犯"心病"

中国有句养生谚语叫"春捂秋冻，不生杂病"，说的是秋季气温稍凉爽，不要过早过多地增加衣服，而春天气候刚转暖，不要过早脱掉棉衣。这其中有一定的道理，但也要因人而异，尤其是"秋冻"对某些人来说不是养生反而会让心脏受损。

《黄帝内经》里说过，心在五行中属火，在五脏中属于阳脏，又因为它在身体的上部，所以古人把心脏比作人体中的太阳。因此，中医认为六淫中的阴寒之邪是对心最大的威胁，也就是说我们的心脏最怕受寒受冷。

在正常情况下，人体内的五脏六腑只有在36~37℃的温度条件下，才能保持正常功能。当环境温度变低时，为了不使体内热量散失，体内的血管就开始收缩以保持这些内脏器官所需的温度。一般来说，人的手和脚是最容易受冷的部位，而手脚与心脏的距离最远，并且手脚上的血管细小，一旦受冷，就难以顺畅地输送血液，要知道，我们每个人都不能离开心脏的血液输送运作。这样一来，血管收缩便会增加心脏的负担，导致血压上升、血液循环不畅通、水分代谢不平衡等。所以，天凉了以后一定要做好手和脚的保暖，特别提醒一些爱美的女性朋友，穿衣打扮不要为了"风度"而不顾"温度"，健康才是最好的美丽。

对于心脑血管病患者来说，更加不能过分受冷。秋冬交替时节，不但气候多变，而且气压的波动幅度也相对较大，人体的皮肤乃至皮下组织和血管都容易遇冷收缩，使得血管的阻力增大，导致血压上升、血液黏度增大，这些都是心脑血管病人的大忌。相关研究也发现，在0℃以下的低温环境中，特别是在寒潮或者强冷空气活动的日子里，急性心肌梗死、脑血管意外等心脑血管疾病的发病率会显著上升。所以，心脑血管病患者不宜受冻。

总之，秋冬季节一定要做好保暖工作，不能让身体过分受冷，从而给心脏增加负担。即使在夏天也不要把空调温度调得太低，这样会使血管痉挛收缩，血压升高，或血液受阻，引发心脑血管意外。

（4）久看电视喝浓茶，加重心脏的负担

如今电视机已成为家庭生活中不可或缺的一件"生活用品"，不管看不看，每家都会在客厅或卧室摆放一台电视机。而对于老年人和小孩子来说，看电视几乎是他们一天中最主要的休闲活动。尤其是老年人，喜欢泡杯浓茶，在电视机前一坐就是一天。其实，这是非常不好的习惯，会加重心脏的负担，对健康十分不利。

研究表明，即使是身体健康的人，如果长时间看电视，也可能会出现致命的后果。看电视1小时可增加心脏病死亡风险7%，每天看电视4小时心脏病死亡风险增加28%。如果加上久喝浓茶、咖啡或酒精等刺激性很大的饮料，更会加重心脏的负担。所以，那些整天离不开电视的人一定要改掉这些坏习惯，为心脏减轻负担。老年人每天看电视要控制在1~2小时之间，注意休息。儿童也不宜长时间看电视，否则会提高患心脏病的风险。其原因是看电视的时候，身体消耗的能量非常低，体内剩余的热量容易转化成脂肪，导致脏腑里脂肪量增多，容易引发心脏病。

很多老人喜欢一边看着电视，一边喝着浓茶。尽管喝茶可以提神醒脑、促进消化，有益于人体健康，然而，浓茶中的茶碱和咖啡碱具有兴奋心脏的作用，会加重心脏的负担，尤其对于心脏功能欠佳的人来说，后果更是不堪设想。所以，心动过速的心脏病患者，以及心、肾功能减退的病人，一般不宜喝浓茶，最好饮用淡茶，一次饮用的茶水量也不宜过多，以免加重心脏和肾脏的负担。尤其是对于中老年人来说，饮茶的浓度对保护自己的身体健康尤为重要。

此外，饮浓茶与吸烟、饮酒和饮咖啡一样是引起血压升高的重要因素，尤其是喜欢喝浓茶并且饮茶量较多的人。日常生活中，有些人饮茶后会出现头晕、头痛等症状，这可能就是血压升高所导致的。另外，过量喝浓茶会加重心脏负担，产生胸闷、心悸等不适症状。

所以说凡事应有度，看电视和喝茶本来是一种休闲娱乐方式，适度可以养生，过度则有损健康。

（5）酒后不宜喝咖啡，避免刺激血管扩张

"美酒加咖啡，一杯再一杯……"伴随着邓丽君甜美的歌声，美酒和咖啡的组合似乎也变得甜美起来，酒后来一杯咖啡成了很多人的习惯。事实上，这种行为并不像歌里唱得那么美，反而会危害我们的身体健康。

以前人们认为咖啡因有助于提升肝和肾脏的功能，酒后喝咖啡可以促使酒精分解成二氧化碳和水，所以咖啡有醒酒的作用。但是，经研究发现，酒后喝咖啡，会加重酒精对人体的损害，而且还会刺激血管扩张，诱发高血压，伤害心脏。

一般情况下人们喝过酒以后，酒精会快速地被消化系统吸收，然后进入血液循环系统，影响肠胃、心脏、肝肾、大脑和内分泌系统，并导致人体内蛋白质、糖和脂肪的代谢紊乱，而大脑则是受损害最直接、最严重的部位。这时候再喝咖啡，咖啡因就会刺激中枢神经和肌肉，加快人体的新陈代谢，导致大脑从极度抑制转入极度兴奋，并刺激血管扩张，加快血液循环，极大地增加了心血管的负担，比单纯喝酒对人体造成的伤害高出许多倍，严重的还会诱发高血压，再加上这时候人的情绪比较激动，危险性会大大增加。

所以，美酒加咖啡的组合最好不要尝试，即使是喝了有保健作用的葡萄酒，也不适合喝咖啡。在此提醒大家，饮用白酒超过50毫升的人，酒后不要喝咖啡，喝了少量酒的人，喝咖啡最好不要超过200毫升。在饮用白酒30~60分钟、葡萄酒1~3小时之内，人体中游离的酒精含量会达到最大值，此时不要喝咖啡。

（6）清晨切勿猛起床，给心脏一个缓冲的时间

为了第二天上课、上班不迟到，大多数人都有定闹铃的习惯。那么，你是不是一听到闹铃响眼睛还没睁开就马上坐起来呢？如果是，那一定要改掉这个习惯。起床过猛可能造成一过性脑缺血，导致头晕等症状。这些情况在老年人中比较多见，尤其是患有动脉硬化、颈椎病的老年人，更不要起床过猛，严重的可能导致晕厥。

因为早上起床时，人是醒来了，但心脏还处于混沌状态，还没有完全清醒过来，这时如果猛然间起床，尤其是患有脑血管疾病或心脏病的朋友可能会诱发脑出血、心脏病。所以，清晨起床要缓慢，体位变化不要迅速，最好活动一下四肢，伸伸懒腰，三五分钟以后再起来。身体经过一夜的睡眠后，活动一下，还可以增强血液循环。

明朝养生学家冷谦在《修龄要旨》中说："平明睡觉，先醒心，后醒眼，两手搓热，熨眼数遍，以睛左旋、右转各9遍，闭住少顷，忽大睁开，除却风火。"意思是早上醒来的时候，不要急着睁开眼睛，先养养神醒醒心，把双手对搓搓热后用手捂住

眼睛，如此多做几遍，然后转眼，左右各转9次，这时候再把眼睛睁开。人在快睡醒的时候是先醒心，会出现大脑醒过来了但眼睛还睁不开这种似睡似醒的状态。这时最好不要急着睁眼起床，因为此时似睡似醒的状态类似于修炼中的入定，是最有利于人体健康的状态之一，我们可以利用这段时间先醒醒心，等完全清醒了再睁开眼睛，然后慢慢起床。

当然，不仅是老年人，年轻人也要养成早上先醒心后醒眼的习惯。平时加强训练，形成条件反射，关键时刻才能起作用。

虽然一日之计在于晨，但也不妨碍你花上几分钟醒醒心，给心脏一段缓冲的时间，养成良好的起床习惯，给自己一个健康的身体。

（7）心脏病患者洗澡有"四不"

洗澡对于很多人来说只有清洁的作用，没有那么多讲究。其实，洗澡也是有禁忌的，不正确的洗澡习惯会影响我们的身体健康。尤其是患有心脏病的朋友们，在洗澡的时候应该做到"四个不要"。

不要用温度过高的水洗澡

洗澡水的温度一般以37℃最好，不冷也不热，如果将水温调得过高，尤其是在冬天洗澡的时候，容易使全身皮肤的血管扩张，使得体内大量血液集中到皮肤表面，导致心血管急剧缺血，容易引起心血管痉挛。对于患有心脏病的人来说，如果心血管痉挛时间超过15分钟，就有可能发生急性心肌梗死，严重的有猝死的危险。

饭后洗澡

人们在刚吃完饭时，心脏的血液有一部分被调配给肠胃，以帮助它们完成消化吸收的功能。如果这时候洗澡，又会有大量的血液集中到皮肤表面，从而会加剧心脏缺血，甚至发生心绞痛或猝死。所以，饭后1小时之内最好不要洗澡，特别是心脏功能不好的人，应该在饭后2小时或者饭前1小时洗澡。另外，洗热水澡之前，可以喝一杯温开水，这样有助于补充体内的血液容量，减轻心脏的负担。

洗澡时动作不要过大过猛

关于这一点，患有心脏病的朋友们和老年人要特别注意，洗澡时动作要轻柔舒缓，避免消耗掉过多的体力，洗完澡最好休息30分钟左右，以恢复体力。洗澡期间不要锁门，一旦出现不适马上求助，有条件的可以由家人帮助洗浴。

不要在疲劳的时候洗澡

劳动后也不宜立即洗澡，无论是体力劳动还是脑力劳动，都要在结束后休息一会儿再洗澡，否则容易引发心脏和脑部供血不足，甚至导致昏厥。

（8）出汗不迎风，跑步莫凹胸

民间流传着很多健康谚语，是人们根据自己的生活经验总结的养生之法，而"出汗不迎风，跑步莫凹胸"就是其中之一。看起来很简单的一句话，但是做到它就能起到养护心脏的作用。

为什么说"出汗不迎风，跑步莫凹胸"是对心脏有好处的习惯呢？《黄帝内经》认为，汗为心之液。心是"阳中之太阳"，当人运动过后，体内的阳气越发旺盛，这时蒸腾津液外出的能力也会增强，出汗就会较多。此时不宜吹风，否则容易让寒气从汗孔进入体内，引发疾病。而且，冷风的突然刺激会令血管立即收缩，增大了血液的循环阻力，心肺的负担也会加大。所以，运动后应先把汗及时擦干，脱掉汗湿的服装、鞋袜，换上干净的衣服，防止热量散失过度。

而凹胸会缩小胸腔范围，使胸腔内的空气量减少，降低了肺活量，尤其是在跑步时，人的呼吸量相当大，需要心脏的跳动频率与呼吸相当，以及足够的氧气供应，这时如果凹胸，将会造成血液的含氧量降低，心脏的跳动将会受到限制，容易造成心脏供血不足，也不利于呼吸。而抬头挺胸能够使胸围增大，使肺活量增加10%~30%，让肺腔能容纳更多的空气，从而提升血液的含氧量，使更多的氧气参与体内的新陈代谢，以减轻心脏的负担，同时也会降低运动者的疲劳感。

除了凹胸，跑步时还要注意掌握呼吸的节奏，适当张口协助鼻呼吸。如果只用鼻呼吸，满足不了人体对氧的需求量，会使呼吸肌较快产生疲劳，影响健康。另外，跑步的时候不宜逆风跑，因为人呼吸的频率在跑步时会变高，风中的微尘、细菌会随着呼吸进入肺部，让肺部受到感染引发疾病。而且逆风跑步，空气压缩使人感到呼吸困难，氧气供给不足，严重的还会导致死亡。如果是冬天，还会因为冷空气的侵入造成腹泻、腹痛等。

综上所述，人们在选择以跑步的方式锻炼身体时要做到"出汗不迎风，跑步莫凹胸"。这样才不会在锻炼的时候伤害身体健康，才不会给心脏造成负担。

二、科学解读心脏病

1.先天性心脏病

先天性心脏病是先天性畸形中最常见的一类，约占各种先天畸形的28%，是指在胚胎发育时期由于心脏及大血管的形成障碍或发育异常而引起的解剖结构异常，或出生后应自动关闭的通道未能闭合（在胎儿属正常）的情形。

（1）先天性心脏病的病因

一般认为妊娠早期（5～8周）是胎儿心脏发育最重要的时期。先天性心脏病发病原因很多，遗传因素仅占8%左右，而占92%的则为环境因素，如女性妊娠时服用药物、感染病毒、环境污染、射线辐射等都会使胎儿心脏发育异常。尤其妊娠前3个月感染风疹病毒，会使孩子患上先天性心脏病的风险急剧增加。

（2）先天性心脏病的种类

先天性心脏病由于发生的部位和程度不同而分为不同类型，医学上分为非发绀型心脏病和发绀型心脏病。其中发绀型心脏病又分动脉导管未闭、心室间隔缺损、肺动脉狭窄和主动脉狭窄等。临床上最常见的发绀型心脏病是发生于儿童身上的法洛四联症。

动脉导管未闭

在胎儿时，动脉导管是主动脉与肺动脉的联络管道，因为胎儿没有呼吸，胎盘的血流到右心房、右心室后到肺动脉，但不能进入肺，所以靠动脉导管将血液直接输送给主动脉，然后由主动脉供给全身。正常情况下，婴儿出生后不久，由于肺开始呼吸，肺循环建立，该导管失去了原有的作用而开始闭锁，但如果没有闭锁，就称为动脉导管未闭。此时主动脉的压力高，血流方向与胎儿时期相反，主动脉的部分血液逆流入肺动脉。如果肺动脉的血压升高并超过主动脉的压力，则出现发绀。发绀仅出现在下半身。

心室间隔缺损 心室间隔缺损是指左右心室的间隔存在小孔，当心脏收缩时，血液就从压力高的左心室逆流入压力低的右心室。如缺损较大就会由于右心室长期负荷增大，在中年前后出现心力衰竭（心衰），严重者可导致主动脉瓣关闭不全或合并为亚急性细菌性心内膜炎，引起肺动脉高压，故可出现发绀，到此时病情危重，已不能进行手术。

肺动脉狭窄 肺动脉狭窄是指肺动脉瓣口或肺动脉干及右心室流出道的狭窄。这会使右心室的血流不能充分地流入肺动脉内。该病早期一般没有自觉症状，多数患者是在听诊和心电图检查时才发现异常。

主动脉狭窄 主动脉狭窄是指主动脉干的某一个部分狭窄，造成狭窄以下的组织器官供血不足，导致这些区域肢体发育迟缓，并出现高血压。这种疾病必须通过手术才能治疗。

法洛四联症 法洛四联症属发绀型先天性心脏病，罹患此病的幼儿出生后不久就会出现颜面绯红、四肢末端发绀，哭闹时更为明显。手指、足趾端呈鼓锤样，发育迟缓，少许步行后因呼吸困难以及脑缺血而导致蹲坐，甚至出现昏厥。法洛四联症的病因比较复杂。首先表现为肺动脉狭窄，可以是肺动脉干狭小或瓣口及右心室流出道狭窄。大动脉的位置与正常的不同，开口位于左右心室，成为主动骑跨，心室间隔有较大的缺损。由于血液不能充分地通过肺动脉进入肺进行氧合，所以大部分含氧少、含二氧化碳多的静脉血经室缺口进入主动脉，然后流遍全身，因此造成全身组织器官缺氧。

2.后天性心脏病

后天性心脏病包括冠心病、肺心病、高血压性心脏病、病毒性心肌炎、风湿性心脏病、感染性心内膜炎、心包疾病、心脏肿瘤、高原性心脏病、心脏神经症、甲亢性心脏病等，由各种后天因素所致。

（1）后天性心脏病的病因

风湿性心脏病、高血压性心脏病、肺源性心脏病等都属于后天性心脏病。此外，营养不良、创伤性失血、贫血、心肌疾病、中毒性疾病、胶原性疾病等原因都可能引起心功能不良。

（2）后天性心脏病的种类

后天性心脏病是指人出生后罹患的心脏病，根据症状主要分为以下几类，即冠状动脉粥样硬化性心脏病、风湿性心脏病、肺源性心脏病、心肌炎、心绞痛、心力衰竭和心肌梗死等。

冠状动脉粥样硬化性心脏病   冠状动脉粥样硬化性心脏病简称冠心病，是指供给心脏营养物质的血管——冠状动脉，发生严重粥样硬化或痉挛，使冠状动脉狭窄或阻塞，以及血栓造成管腔闭塞，导致心肌缺血、缺氧或梗死的一种心脏病。冠心病是动脉粥样硬化导致器官病变的最常见类型。

风湿性心脏病   风湿性心瓣膜病，亦称风湿性心脏病，简称风心病，是风湿热引起的慢性心瓣膜病变。风湿热与溶血性链球菌感染有关，是人体对溶血性链球菌产生的一种变态反应和自身免疫反应。风湿性心脏病是风湿病症状之一。

肺源性心脏病   肺源性心脏病简称肺心病，是由于胸、肺及支气管病变而继发的肺动脉高压，最后导致以右心室肥大为特点的心脏病。多数肺心病是从慢性气管炎并发肺气肿发展而来的。肺心病尤其多于冬春季节并发呼吸道感染而导致呼吸衰竭和心力衰竭，病死率较高。

心肌炎   心肌炎泛指心肌中部分或广泛的急性或慢性炎症。常见的病因除风湿热之外，还有各种微生物病毒感染，可以是微生物直接侵犯，也可以是其毒素损害心肌。近年来特别是病毒感染引起的心肌炎有逐渐增多的趋势。

心绞痛是由冠状动脉供血不足，心肌急剧且短暂的缺血缺氧引起的，以阵发性胸前区压榨性闷痛不适为主要表现的临床综合征。该病发病原因多为冠状动脉粥样硬化。

心力衰竭是指心脏不能泵出充分的血液以满足身体的需要而引起的症状和体征。许多心脏病，如风湿性心脏病、高血压性心脏病、心肌病和先天性心脏病等都可引起心力衰竭。心脏以外的疾病，如甲状腺功能亢进、贫血等亦可引起心力衰竭。

心肌梗死是指冠状动脉闭塞，血流中断，使部分心肌严重持久性缺血而发生局部坏死。病因主要是冠状动脉粥样硬化并发血管腔内形成血栓、出血或动脉持续性痉挛，使管腔完全闭塞，血流中断。临床表现为较久的剧烈胸骨后疼痛、心肌酶活力增高以及进行性心电图变化。

（3）后天性心脏病的早期症状

心脏病患者是一群特殊的群体，他们的症状表现多种多样。有些症状是其他疾病也会出现的，有些则是心脏病特有的。有些症状可能在心脏病早期就已出现，有些则在患者病入膏肓时才显现。因此，对于这些症状，心脏病患者和健康人群都要有所了解，以做到有病治病、无病预防。

造成胸前疼痛的原因是冠状动脉性心脏病，即冠状动脉发生阻塞或硬化，以致无法输送足够的血液到心肌，造成心肌缺血缺氧和疼痛。这种疼痛在医学上称为"心绞痛"。

心悸是心脏搏动的不适感觉，由心动过速、心律失常或高动力性循环所引起。出现心悸的原因有很多，患有心脏病、吸烟喝酒、误服药物等都可能引起心悸。如果发现自己出现心悸症状，建议去医院进行检查，找出原因，对症治疗。

呼吸困难

心脏病所造成的呼吸困难或气喘常在运动之后发生，有些较严重的患者可能在夜间出现此种症状。生理学家认为，这种心脏病气喘发作可能是白天留积在下肢的液体，在夜间因为患者平躺而流到肺部，从而压迫肺部的缘故。一旦出现此种症状，可采用半坐半躺或端坐的姿势减轻症状。

咳嗽与咯血

心脏病所造成的咳嗽，起初是不带痰的干咳，渐渐会有痰出现，严重的还会带有血丝，称为咯血。但并不只有心脏病才会出现咯血现象，其他疾病，如高血压也会出现此种症状。因此，针对咯血，最重要的是查出病因，对症治疗。

（4）诱发后天性心脏病的因素

许多人只有在患上心脏病之后，才会去探究自己为什么会得心脏病，此时为时已晚。因此，适当了解一些心脏病的致病原因，对有效地预防、治疗心脏病有重要意义。常见的诱发心脏病的因素有以下几种：

遗传因素

冠心病的发病与遗传因素有一定的关系。双亲中有一人患冠心病，其子女患冠心病的概率会高出双亲正常者2倍；如果双亲都患有冠心病，其子女的发病率比正常人高出5倍；有冠心病家族史者，其发病率比正常人高2~4倍。

环境因素

受寒是引发冠心病、心绞痛和心肌梗死的常见诱因。寒冷诱发冠心病的原因如下：

①寒冷可直接刺激体表小血管，引起血管收缩，增加心脏的负担。

②寒冷可引起冠状动脉痉挛。痉挛状态下的冠状动脉无法给心肌提供足够的血液。

③受寒冷刺激的血管发生收缩、痉挛，可使血液周围阻力增加，血压上升，增加心肌耗氧量。

精神因素

对于这个因素，有两种截然不同的观点。一种观点认为：冠心病与性格、精神因素的关系不大；另一种观点则认为：性格易紧张及遇事易兴奋者，其冠心病的发病率比遇事不慌不忙者要高出6倍。调查表明，从事脑力劳动、长期精神紧张者易得此病。

年龄因素

在我国，冠心病患者以40岁以上的为多。中医学认为"人年四十而阴气自半，起居衰矣"，也就是说，人的一生大致以40岁为分界线，40岁以后，人体功能开始明显下降，因此，中老年人为冠心病好发人群。

3.心脏病的主要类型

（1）冠心病

冠状动脉粥样硬化性心脏病简称冠心病，是指供给心脏营养物质的血管——冠状动脉，发生严重粥样硬化或痉挛，使冠状动脉狭窄或阻塞，以及血栓造成管腔闭塞，导致心肌缺血、缺氧或梗死的一种心脏病。

症状表现

没有症状。这类患者没有什么临床症状，只是在做心电图检查时，发现有异常的改变，因此又称为"隐性冠心病"。医学统计资料表明，各种心脏病是造成老年人猝死的常见原因，而其中隐性冠心病在心脏病猝死的病因中占据首位。

心绞痛。主要是由于劳累、激动引发心肌暂时缺血，引起心前部或胸骨后剧烈疼痛，感觉呼吸困难、胸口憋闷。

心肌梗死。由于冠状动脉粥样斑块破溃、出血、水肿、血栓形成，或冠状动脉持久痉挛，造成冠状动脉完全堵塞，致使冠状动脉血流中断，心肌长时间严重缺血，导致心肌坏死，从而引起了剧烈的心绞痛症状，以及心电图检查和实验室检查结果的改变，形成具有一定特征的临床综合征。

心肌缺血。某些冠心病患者有时心肌缺血却无心绞痛等症状，可能是因为缺血时间短、程度轻、范围小。而多支冠状动脉病变，往往由于心肌长期的慢性缺血、缺氧，导致心肌弥漫性纤维化、心肌萎缩、心脏扩大，终致发生慢性心力衰竭、心律失常。

致病原因

冠心病的主要病因是冠状动脉粥样硬化。本病发生的危险因素有：年龄和性别、家族史、血脂异常、高血压、糖尿病、吸烟、超重、肥胖、痛风、缺乏运动等。

急救方法

①如果冠心病患者在家中突然出现心前区疼痛、胸闷气短、心绞痛发作，则应立即使之平卧，舌下含化硝酸甘油片；如果症状已缓解，须平卧1小时方可下床。

②如果患者病情较严重，胸痛不解，而且出现面色苍白、大汗淋漓，这可能不是一般的心绞痛发作，恐怕是发生心肌梗死了。此时要将亚硝酸异戊酯用手帕包好，将其折断，移至患者鼻部2.5厘米左右，使其吸入气体。如果患者情绪紧张，可口服1片地西泮。同时要立即联系急救中心，不可随意搬动患者。

③如果患者在心绞痛时又出现室性心动过速，可在含服硝酸甘油片的基础上加服1~2片普尼拉明（乳酸心可定）片。

（2）肺源性心脏病

肺源性心脏病简称肺心病，是由于胸、肺及支气管病变而继发的肺动脉高压，最后导致以右心室肥大为特点的一种心脏病。大多数肺心病是从慢性气管炎并发肺气肿发展而来的，少部分与支气管哮喘、肺结核、支气管扩张有关。肺源性心脏病并不是季节性发作，而是常年存在的，尤其多于冬春季节并发呼吸道感染而导致呼吸衰竭和心力衰竭，病死率较高。

症状表现

①功能代偿期。患者都有慢性咳嗽、咳痰或哮喘病史，逐步出现乏力、呼吸困难。体检时有明显肺气肿表现，包括桶状胸、肺部叩诊呈过度清音、肝浊音上界下降、心浊音界缩小甚至消失。听诊呼吸音低，可闻及干湿性啰音，心音轻，有时只能在剑突下处听到。肺动脉区第二心音亢进，上腹部剑突下有明显心脏搏动，是病变累及心脏的主要表现。颈静脉可有轻度怒张，但静脉压并不明显增高。

②功能失代偿期。肺组织损害严重引起缺氧，二氧化碳潴留，可导致呼吸衰竭或心力衰竭。第一，呼吸衰竭。缺氧早期主要表现为头晕、心悸和胸闷等，病变进一

步发展时发生低氧血症和高碳酸血症，可出现各种精神、神经障碍症状，称为肺性脑病，表现为头痛、头涨、烦躁不安、语言障碍，并有幻觉、精神错乱、抽搐或震颤等。第二，心力衰竭。多发生于急性呼吸道感染后，因此常伴有呼吸衰竭，患者出现气喘、心悸、少尿、发绀加重、上腹胀痛、食欲不振、恶心甚至呕吐等右心衰竭症状。体检显示颈静脉怒张、心率增快、心前区可闻及奔马律或有相对性右房室瓣（三尖瓣）关闭不全引起的收缩期杂音（可随病情好转而消失）。可出现各种心律失常，特别是房性心律失常，肝肿大伴压痛，肝颈静脉回流呈阳性水肿和腹部积液，病情严重者可发生休克。

致病原因

①支气管、肺疾病：以慢性支气管炎并发阻塞性肺气肿最为多见，其次为支气管哮喘、支气管扩张、重症肺结核、尘肺、慢性弥漫性肺间质纤维化、结节病、变异性肺泡炎、嗜酸性肉芽肿等。

②胸廓运动障碍性疾病：严重的脊椎侧后凸、脊椎结核、类风湿性关节炎、胸膜广泛粘连，胸廓形成术后造成的严重胸廓或脊椎畸形，以及神经肌肉疾患，如脊髓灰质炎。

③肺血管疾病：累及肺动脉的变异性肉芽肿病，广泛或反复发生的多发性肺小动脉栓塞及肺小动脉炎，以及原因不明的原发性肺动脉高压症，发展成肺心病。

急救方法

①控制呼吸道感染。

②卧床休息，取半卧位或端坐位，双下肢下垂。

③选择高热量、多维生素及易消化食物。

④烦躁不安时可口服或肌注地西泮10毫克。

⑤患者应取平卧位，头稍低，注意保暖，保持呼吸道通畅。

⑥紧急处理后，速送医院抢救。

（3）风湿性心脏病

风湿性心瓣膜病，亦称风湿性心脏病，简称风心病，是风湿热引起的慢性心瓣膜病变。风湿热与溶血性链球菌感染有关，是人体对溶血性链球菌产生的一种变态反应和自身免疫反应。

症状表现

医生检查时，可发现心音减弱，或出现胎心音或钟摆声，严重者可出现舒张期奔马律。在心尖区可听到收缩期杂音或轻微舒张杂音，当左房室瓣（二尖瓣）炎症消退后，上述心脏杂音可消失。心脏扩大，心尖搏动弥散，心浊音界扩大。

急性心肌炎时，可出现发热、胸闷、心悸、气急、心动过速等症状，心率为每分钟100~140次，与体温升高不成比例。退热后或睡眠时，心跳仍较快，且脉搏细速。急性心包炎时，可出现剧烈胸痛，不能平卧。医生检查时，可在心前区听到心包摩擦音。

风湿性心脏病是甲组乙型溶血性链球菌感染引起的变态反应的部分表现，属于自身免疫性疾病。心脏部位的病理变化主要发生在心脏瓣膜部位，二尖瓣为最常见受累部位。

①左房室瓣（二尖瓣）狭窄。心功能代偿期多无明显症状，体力活动也不受限制，失代偿时发作表现为心悸气促、心律失常、阵发性呼吸困难、咳嗽、吐泡沫样

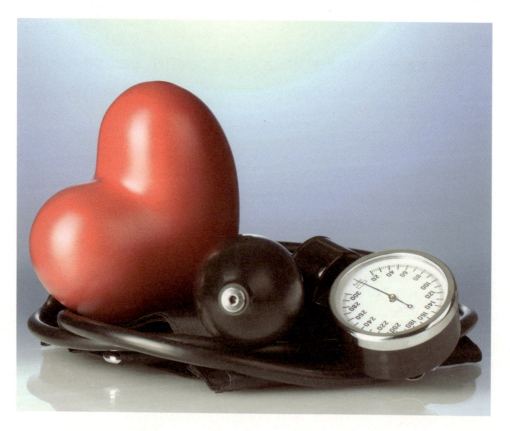

痰，或见咯血、胸痛、吞咽困难、声音嘶哑、两颧紫红色。

②主动脉瓣狭窄。轻者无症状，重者疲乏无力、呼吸困难。可产生心绞痛和心率失常，甚至猝死；有时可发生眩晕、晕动，晚期可出现呼吸困难、咳嗽、咯血等左心功能不全症状。主动脉瓣关闭不全。早期无症状，或仅有面色苍白、心悸，劳累时气促，心前区不适感和头部动脉搏动感；晚期可出现呼吸困难、咳嗽、咯血，少数患者有心绞痛。

③左房室瓣（二尖瓣）关闭不全。轻者无症状，病情加重时呼吸困难、乏力、心悸，或见咯血、胸痛。

以上三种病症类型可单独存在，也可能联合出现。

急救方法

①风湿性心脏病患者大咯血时采取坐位，用镇静剂如安定，利尿剂如速尿等。

②当急性发作伴快速室律时，首选毛花苷丙（西地兰）降低心室律。

③右心室衰竭宜低盐饮食，以利尿剂与地高辛为主治疗。

（4）心肌炎

心肌炎泛指心肌中部分或广泛的急性或慢性炎症。常见的病因除风湿热之外，还有各种微生物病毒感染，可以是微生物直接侵犯，也可以是其毒素损害心肌。近年来，特别是病毒感染引起的心肌炎有逐渐增多的趋势。

症状表现

有一些病毒性心肌炎是以一种与心脏有关或无关的突出症状为主要或首发症状的：以心律失常为主诉和首发症状；少数以突然剧烈的胸痛为主，而全身症状很轻，此类情况多见于病毒性心肌炎累及心包或胸膜者；少数以急性或严重心功能不全症状为主；极少数以身痛、发热、少尿、昏厥等全身症状为主，心脏症状不明显。

致病原因

心肌炎的病因可分为下列几种：

①感染性因素：病毒，如柯萨奇病毒、艾柯病毒、流感病毒、腺病毒、肝炎病毒等；细菌，如白喉杆菌、链球菌等；真菌；立克次体；螺旋体；原虫等。其中病毒性心肌炎最常见。

②自身免疫性疾病，如系统性红斑狼疮、巨细胞性心肌炎。

③物理因素，如胸部放射性治疗引起的心肌损伤。

④化学因素：多种药物，如一些抗生素、肿瘤化疗药物等。

急救方法

①心肌炎发作时，应取端坐位，双下肢下垂或半卧位，也可轮番结扎肢体，以增加回心血量，加重心脏负荷。

②休克时应取平卧位，头稍低，及时清除口腔内异物，保持呼吸道通畅。

③呈现严重心力衰竭或休克时，应速送医院救治。

（5）心绞痛

心绞痛是由冠状动脉供血不足，心肌急剧且短暂的缺血缺氧引起的，以阵发性胸前区压榨性闷痛不适为主要表现的临床综合征。该病以40岁以上男性为多见，发病原因多为冠状动脉粥样硬化，亦可见于主动脉瓣狭窄或关闭不全、梅毒性主动脉炎和肥厚性心脏病等。

症状表现

①典型心绞痛发作。它是突然发生的位于胸骨体上段或中段之后的压榨性、闷涨性或窒息性疼痛，亦可能波及大部分心前区，可放射至左肩、左上肢前内侧、无名指和小指，偶可伴有濒死的恐惧感，往往迫使患者立即停止活动，重者伴随出汗症状。疼痛历时1~5分钟，很少超过15分钟。休息或含服硝酸甘油片，在1~2分钟（很少超过5分钟）疼痛消失。常在身体劳累、情绪激动（发怒、焦急、过度兴奋）、受寒、饱食、吸烟时发生，贫血、心动过速或休克亦可诱发。

②不典型的心绞痛。疼痛可位于胸骨下段、左心前区或上腹部，放射至颈、下颌、左肩胛部或右前胸，疼痛可很快消除，或仅有左前胸不适，有发闷感。

致病原因

心绞痛的直接发病原因是心肌供血不足。而心肌供血不足主要源于冠心病。有时，其他类型的心脏病或失控的高血压也能引起心绞痛。如果血管中脂肪不断沉积，就会形成斑块，斑块若发生在冠状动脉，就会导致其缩窄，进一步减少其对心肌的供血，就形成了冠心病。冠状动脉内脂肪不断沉积逐渐形成斑块的过程称为冠状动脉粥样硬化。一些斑块比较坚硬而稳定，就会导致冠状动脉本身的缩窄和硬化。另外一些斑块比较柔软，容易碎裂形成血液凝块。冠状动脉内壁这种斑块的积累会以以下两种方式引起心绞痛：冠状动脉的固定位置管腔缩窄，进而导致经过的血流大大减少；形成的血液凝块部分或者全部阻塞冠状动脉。

急救方法

心绞痛症状发作时，首先要保持安静。若疼痛感持续10分钟仍不缓解时，要立即叫救护车，同时采取以下做法：

①先解松领带、皮带、纽扣等。

②让患者坐下，等待阵痛过去。

③保持室内空气流通，温度适当，安抚患者，使其精神稳定。

④再次发作时，应服常备药：将医生配给的硝酸甘油片含在舌下，不要吞服，3~4分钟起效。

（6）心力衰竭

心力衰竭是指心脏不能泵出充分的血以满足身体的需要而引起的症状和体征。许多心脏病，如风湿性心脏病、高血压性心脏病、心肌病和先天性心脏病等都可引起心力衰竭。

症状表现

左心衰竭的临床特点主要是左心房或右心室衰竭引起肺瘀血、肺水肿；而右心衰竭的临床特点是由于右心房或右心室衰竭引起体循环静脉瘀血和水、钠潴留。

致病原因

①心力衰竭是指原发性心肌肌原纤维收缩功能障碍所致的心力衰竭，此时泵功能障碍是原发的。心肌因种种原因收缩无力，不能喷射足够的血液到外周的血管中以满足全身组织代谢的需要时，就会发生心力衰竭。

②心脏瓣膜病时，由于心肌负荷过重而发生心肌肥大和心脏扩大，继而心肌收缩性相对不足而导致心力衰竭，此时泵功能障碍是继发的，除去瓣膜障碍时易逆转。

③由心肌以外的原因引起的心力衰竭，在晚期往往也伴有心肌损害。

④除了心脏本身的疾病，如先天性心脏病、心肌炎、心肌病、严重的心律失常、

心内膜炎等，心脏以外的疾病，如急性肾炎、中毒性肺炎、重度贫血、溶血、大量静脉补液以及外科手术后的并发症等，也会引起心力衰竭。

急救方法

首先让患者冷静下来，其后有条件者马上吸氧，松开领扣、裤带。让患者取坐位，两下肢随床沿下垂，必要时可用胶带轮流结扎四肢，每一肢体结扎5分钟，然后放松5分钟，以减少回心血量，减轻心脏负担。口服氨茶碱、氢氯噻嗪各2片，立即送医院救治。

（7）心肌梗死

心肌梗死是指冠状动脉闭塞，血流中断，使部分心肌严重持久性缺血而发生局部坏死。

症状表现

急性心肌梗死最常见、最突出的症状是胸痛。疼痛往往难以忍受，以致冷汗津津、烦躁不安。除疼痛外，约1/3的患者有恶心、呕吐、腹胀等消化系统症状，还有的患者有头痛、心慌、出汗、无力、呼吸困难、面色苍白等现象，甚至晕厥。

致病原因

心肌梗死多数是由冠状动脉粥样硬化病变基础上形成血栓而引起的，其诱因包括过劳、情绪激动、大出血、休克、脱水、外科手术或严重心律失常等。

急救方法

发现有人胸骨后或心前区突然出现持续性疼痛，有全身抽搐、意识模糊、呕吐、休克等症状，那就是心肌梗死。此时应采取以下做法：

①在密切关注患者的生命体征情况的同时，立即呼叫救护车。

②松解衣服，让患者保持半坐位或舒服的体位，保持安静。

③让患者先含硝酸甘油片（如果是心绞痛发作，5分钟之内可缓解）。

三、心脏病患者的饮食原则

饮食是预防和控制心脏病的一个重要方面，饮食过度是直接导致很多心血管疾病的根源，所以控制食量是饮食治疗方法一个非常重要的方面。此外，胆固醇的摄取和控制，以及蛋白质和维生素等营养素的摄取和控制，都是很有讲究的。

1.饮食应以七分饱为限度

饮食过多会导致肥胖，增加心脏的负担，因暴食而引发心绞痛发作的情况也很多。要预防肥胖以及心绞痛发作，应避免暴食，应养成七分饱便及时停止进食的好习惯。科学家调查发现，长期以来保持在六到七分饱的人，寿命最长。中国有句老话说，"若要小儿保平安，常带七分饥与寒"。其实，不只是小孩，大人也应如此。

2.胆固醇摄取量过少也不利于健康

胆固醇可以合成激素、制造细胞膜，是一种人体不可缺少的重要物质。减少胆固醇摄取量，容易导致脑出血。血液中的胆固醇含量有范围限制，即每100毫升血液含有140~200毫克的胆固醇，每100毫升血液中含170毫克胆固醇为最理想状态。

一般来说，体内的胆固醇主要来自人体自身的合成，食物中胆固醇是次要补充。胆固醇的总量一旦增加，在细胞和肝脏的共同努力下，可通过抑制生成、促进排泄的方法来调节。但人到中年，机体组织就不再强健了，只有靠其他方法来降低胆固醇的总量。残余在体内的胆固醇，其最终结果是加速动脉硬化的形成。特别是在身体缺乏活动的中老年期，动脉硬化明显增加，这样就打破了摄取和代谢的平衡。女性因有抑制胆固醇、囤积雌激素的活动，动脉硬化的程度相对会降低。对于女性来说，特别是在月经来潮的日子里，动脉硬化不太容易加剧。总而言之，体内的胆固醇应该适量，过多或过少都会对健康有害。

3.减少有害胆固醇，增加有益胆固醇

虽然都是胆固醇，不知道您是否知道它还有种类之分。胆固醇可分为滞留在动脉引起动脉硬化的有害胆固醇，以及抑制动脉硬化的有益胆固醇。

其中，低密度脂蛋白（LDL），把肝脏内合成的胆固醇从血液中运出，将胆固醇分配给细胞，从而被称为有害胆固醇；另一类叫作高密度脂蛋白（HDL），从接触细胞开始，最后返回肝脏被分解，这类胆固醇被称作有益胆固醇。增加HDL胆固醇是很重要的，为达到这个效果，我们应该采用什么策略才合适呢？

第一，体内的HDL胆固醇会因运动不足、肥胖、吸烟、糖尿病、高血压、高脂血症而减少。因此，我们要养成健康的生活习惯，多运动，强健体魄。第二，植物油中HDL胆固醇丰富，因此控制动物性油脂、多摄入植物油很重要。

4.摄取优质蛋白质至关重要

身体内的细胞是不断进行新旧更替的。然而，细胞的主要组成成分是蛋白质，为了维持生存和健康，每天必须摄取一定数量的蛋白质。

营养价值高的蛋白质应从鱼虾类、牛奶、鸡蛋中摄取，同时要注意这类食物中脂肪或胆固醇含量高的特征，因此要适量摄取。肉类应尽可能选择脂肪少的。植物性蛋白质的来源，则以大豆和大豆制品最适合。每天一个鸡蛋、一杯牛奶，乳制品保持在不过量摄取的程度为佳。

5.维生素与蔬菜结合使用

维生素可帮助代谢酶的运动，与蛋白质有共性，是维持和调节身体功能不可或缺的营养物质。一旦体内维生素不足，身体对疾病的抵抗力就会随之下降，容易引发各种疾病。维生素的种类较多，具有代表性的是维生素A、B族维生素、维生素C，充分摄取对身体健康很有益处。

时常提及的膳食纤维，对于降低血液中的胆固醇、抑制血压上升、预防便秘有一定功效。比如，排便时用力会使血压上升，如果膳食纤维摄取量少，容易引发便秘。

但是，膳食纤维不能全部消化，从而增加了消化系统的负担，因此心衰患者过量摄取膳食纤维并没有什么好处。其他人群，只要是喜欢吃的，应尽可能摄取。

钾与钠一样，在人体起着重要的作用。高血压或心衰病人经常服用降压利尿剂，可从肾脏排泄掉很多钠，从而降低血压、改善心衰。但钾的排泄量也会增加，体内的钾往往变得不足。所以，经常服用这类药物的人，应特别注意补充钾，但肾衰病人应注意钾的摄入量。

食物在烹调的过程中，钾很容易流失，建议多采用凉拌、煮、蒸的烹调方式。

6.不要食用过量的糖分

血液中的中性脂肪过剩，就会导致肥胖。导致中性脂肪增加的最主要原因是糖分，其次就是酒精。过量摄取糖分，是引发糖尿病的原因之一。日常生活中，砂糖是用得最多的一种糖分，也是一种必不可少的调料。人们时常为满足舌尖的快感，在咖啡里加一点儿砂糖，或者食用甜点时，因其味美而停不下来。

当然，糖分作为脂质，具有代谢作用，完全不摄取糖分也不行。面对零食，还是希望您能够忍住；太甜的水果，食用时也应有所节制。每日的糖分摄取量应控制在200~250克。

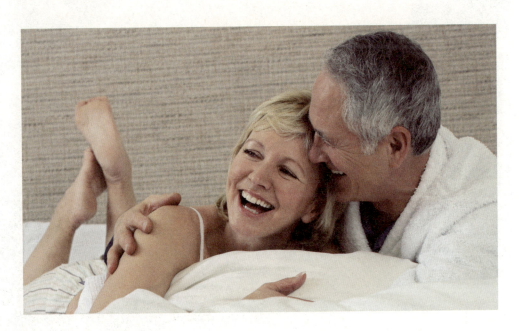

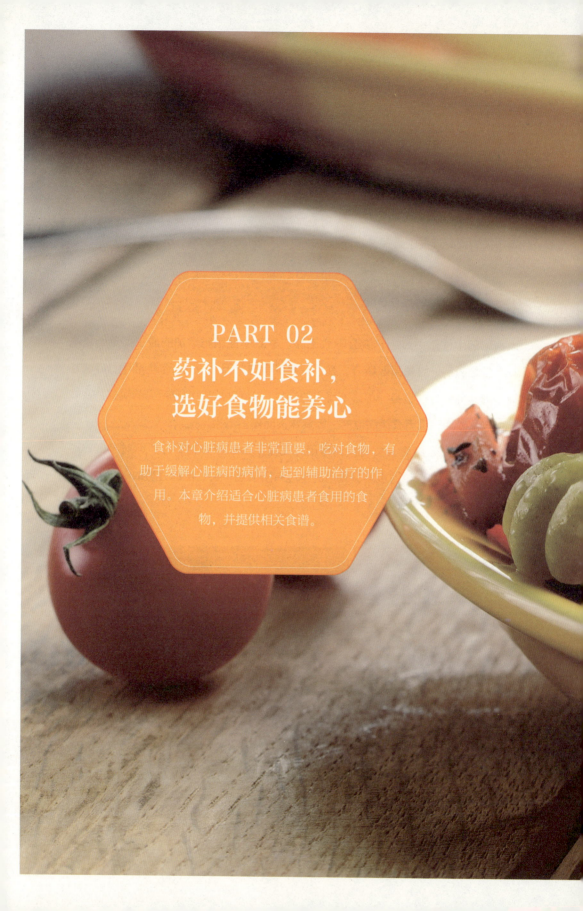

PART 02
药补不如食补，
选好食物能养心

食补对心脏病患者非常重要，吃对食物，有助于缓解心脏病的病情，起到辅助治疗的作用。本章介绍适合心脏病患者食用的食物，并提供相关食谱。

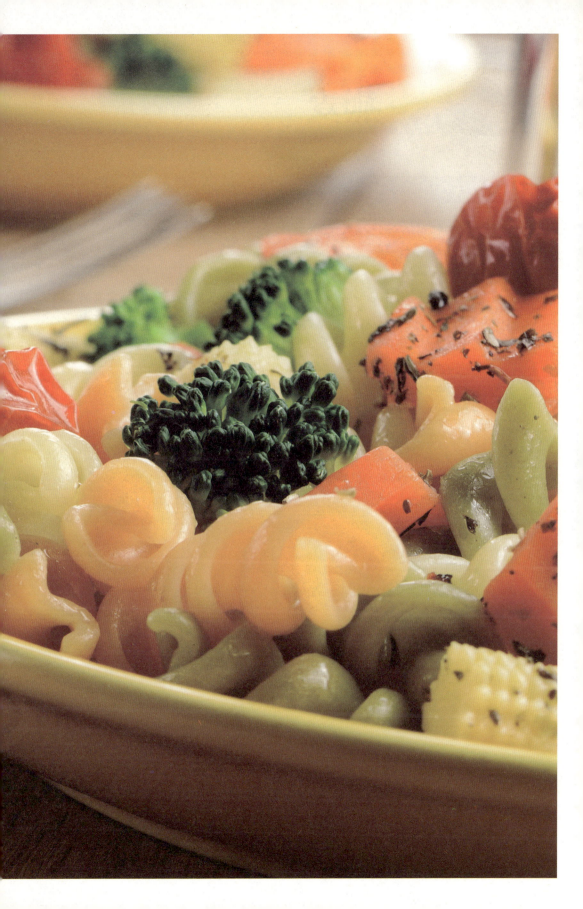

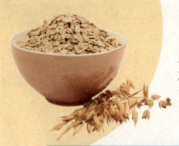

燕麦

● 性味归经

性平，味甘。归肝、脾、胃经。

● 食疗功效

燕麦含有丰富的亚油酸，对脂肪肝、糖尿病、水肿、便秘等病症有辅助疗效，对老年人增强体力、延年益寿也是大有裨益的。燕麦含有丰富的可溶性纤维，可促使胆酸排出体外，降低血液中胆固醇含量，减少脂肪的摄取，有利于保护心脑血管。

● 人群宜忌

一般人群均可食用，尤其适宜产妇催乳和中老年人。但虚寒证患者忌食。

● 实用小贴士

在食用烧烤类食物时，搭配燕麦食用，可抵烧烤类食物中的有害物质，如亚硝酸盐的毒性。

● 选购指南

一看成分表：购买燕麦时一定要看清楚食物的配料表。配料表中只有燕麦，这才算是真正的燕麦。

二看外观：选择粒大饱满的燕麦粒，这样燕麦的营养价值才更全面。

● 适宜搭配

燕麦+南瓜	降低血糖	燕麦+牛奶	降低胆固醇
燕麦+百合	润肺止咳	燕麦+黄豆	预防贫血
燕麦+山药	健身益寿	燕麦+小麦	降血糖，降血压

燕麦黄豆黑芝麻糊

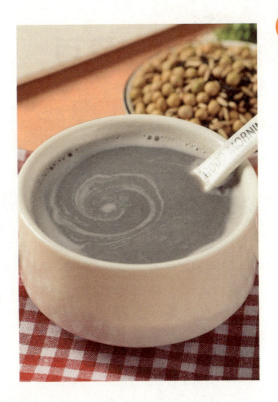

🍲 材料
即食燕麦50克，水发黄豆80克，黑芝麻80克，白糖10克

🍜 做法
1. 取豆浆机，倒入即食燕麦、水发黄豆、黑芝麻、适量清水，加入白糖。
2. 盖上机头，选择"米糊"选项，再按"启动"键。
3. 待豆浆机运转20分钟，即成芝麻糊。
4. 将豆浆机断电，取下机头，将打好的芝麻糊倒入碗中即可。

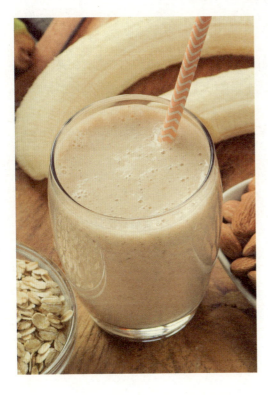

燕麦香蕉奶昔

🍲 材料
即食燕麦50克，香蕉1根，杏仁30克，酸奶1盒

🍜 做法
1. 香蕉去皮，切成段，待用。
2. 取榨汁机，倒入即食燕麦、香蕉段、杏仁和酸奶，再加入少许凉开水，启动榨汁机，打成奶昔即可。

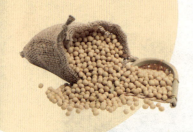

黄豆

性味归经

性平，味甘。归大肠、脾经。

食疗功效

黄豆富含蛋白质和豆固醇，能明显降低血脂和胆固醇，从而降低患心血管疾病的概率。黄豆脂肪富含不饱和脂肪酸，有保持血管弹性、健脑和防止脂肪肝形成的作用。黄豆还富含维生素E、胡萝卜素、磷脂，可防止老年斑生成和老年夜盲症，还可增强老年人的记忆力，是延年益寿的最佳食品。

人群宜忌

黄豆是更年期女性、糖尿病及心血管病患者的理想食品，脑力工作者也应多食。但患有严重肝病、肾病、痛风、消化性溃疡者要慎食。

实用小贴士

❶ 生黄豆含有不利于健康的抗胰蛋白酶和凝血酶，所以黄豆不宜生食，夹生黄豆也不宜吃。食用时宜高温煮烂，一次不宜食用过多，以免影响消化功能而导致腹胀。

❷ 黄豆通常有一种豆腥味，很多人不喜欢。炒黄豆时，滴几滴黄酒，再放入少许盐，这样豆腥味会减少很多。

选购指南

颗粒饱满、大小颜色一致、无杂色、无霉烂、无虫蛀、无破皮的是好黄豆。

适宜搭配

黄豆+香菜	健脾宽中、祛风解毒	黄豆+大枣	补血养颜
黄豆+胡萝卜	有助于骨骼发育	黄豆+茄子	润燥消肿
黄豆+白菜	预防乳腺癌	黄豆+花生	丰胸补乳

醇豆浆

🍲 材料

水发黄豆230克，白糖适量

🍚 做法

1. 取豆浆机，倒入水发黄豆，注入适量清水，至水位线即可。
2. 盖上豆浆机机头，选定"湿豆"键，启动机器打浆，待豆浆机运转15分钟，即成豆浆。
3. 豆浆机断电，取下机头，将豆浆盛入碗中，加入白糖，搅拌溶化即可。

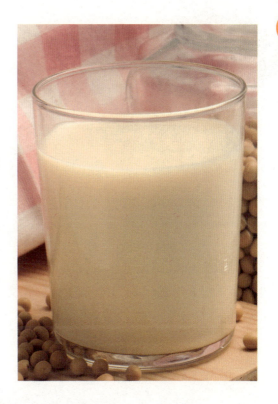

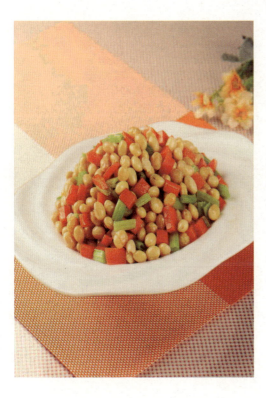

芹菜炒黄豆

🍲 材料

熟黄豆220克，芹菜梗30克，胡萝卜70克，盐3克，食用油适量

🍚 做法

1. 将洗净的芹菜梗切小段；洗净去皮的胡萝卜切丁。
2. 锅中注水烧开，加盐，倒入胡萝卜丁搅拌，煮1分钟至其断生后捞出，沥水，待用。
3. 用油起锅，倒入芹菜炒至变软，再倒入胡萝卜丁、熟黄豆快速翻炒，加入盐，炒匀调味，关火后盛出装盘即可。

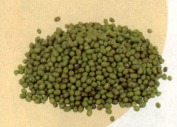

绿豆

性味归经

性凉，味甘。归心、胃经。

食疗功效

绿豆中的多糖成分能增加血清脂蛋白酶的活性，使三酰甘油水解，起到降血脂的作用，从而防治冠心病、心绞痛。绿豆还是提取植物性超氧化物歧化酶（SOD）的良好原料，具有很好的抗衰老功能。中医认为，绿豆可以清心安神，治烦渴，润喉止痛，改善失眠多梦及精神恍惚等现象，还能有效清除血管壁中堆积的胆固醇和脂肪，防止心血管病变。

人群宜忌

绿豆老少皆宜，四季均可食用，尤其适合冠心病、中暑、暑热烦渴、疮毒患者食用。但绿豆性凉，脾胃虚弱的人应少食。

实用小贴士

❶ 绿豆淘净，加水大火煮沸10分钟，取汤冷后食用，用于解毒清热。

❷ 绿豆100克，金银花30克，水煎服，用于夏天预防中暑。

选购指南

优质的绿豆颗粒饱满、大小均匀，外皮呈鲜绿色，白色隔纹明显。劣质的绿豆色泽暗淡，颗粒大小不均、饱满度差，并且破碎多。

适宜搭配

| 绿豆+燕麦 | 可抑制血糖 | 绿豆+南瓜 | 清肺、降糖 |
| 绿豆+百合 | 解渴润燥 | 绿豆+黑木耳 | 清热凉血 |

绿豆糖水

🍅 材料

水发绿豆100克，白糖10克

🍲 做法

1. 将水发绿豆放入锅中，注入适量清水，大火煮沸后转小火煮40分钟至绿豆开花熟透。
2. 加入白糖，搅拌至入味即可。

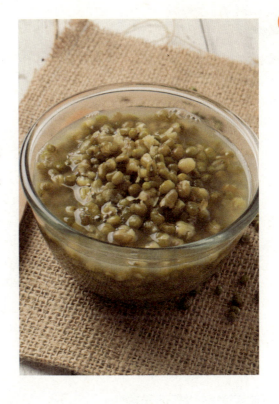

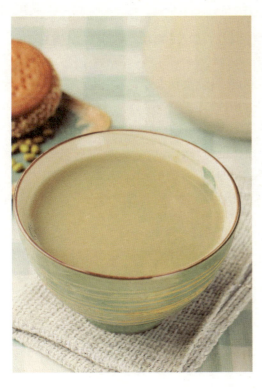

绿豆豆浆

🍅 材料

水发绿豆100克，白糖适量

🍲 做法

1. 将水发绿豆倒入豆浆机中，加入适量清水至水位线，启动豆浆机，待豆浆机运转15分钟，即成豆浆。
2. 豆浆机断电，取下机头，把煮好的豆浆倒入滤网，滤去豆渣，倒入碗中，加入适量白糖，搅拌均匀至其溶化即可饮用。

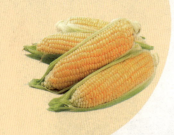

玉米

● 性味归经

性平，味甘、淡。归脾、胃经。

● 食疗功效

玉米富含维生素，常食可促进肠胃蠕动，加速体内有毒物质的排泄。用玉米榨成的玉米油富含不饱和脂肪酸，对降低血浆胆固醇和预防冠心病有一定作用。玉米还能降低血液中的脂肪含量，对于高脂血症、动脉硬化、心脏病的患者有助益，并可延缓人体衰老、预防脑功能退化、增强记忆力。

● 人群宜忌

一般人群均可食用。

● 实用小贴士

❶ 取玉米楂100克，凉水浸泡半天，慢火炖烂，加入白薯块，共同煮熟，喝粥吃白薯，可缓解老年人习惯性便秘。

❷ 取玉米500克煮熟滤干，加入食醋1000毫升浸泡24小时，再取出玉米晾干。每日早晚各嚼服20～30粒，有明显降血压作用。

● 选购指南

挑选玉米时应选苞叶呈鲜绿色、不蔫巴的，这样的玉米比较新鲜。新鲜玉米粒的状态饱满多汁，用指甲轻轻掐一下就可出汁水。

● 适宜搭配

玉米+草莓	防雀斑	玉米+菜花	健脾益胃
玉米+洋葱	降压降脂、抗衰老	玉米+鸡蛋	降低胆固醇
玉米+苦瓜	清热解暑	玉米+大蒜	养心健胃

玉米白粥

🍲 材料

水发大米150克，玉米粒50克

😋 做法

1. 砂锅中注入适量清水烧开，倒入洗净的大米，拌匀，用大火煮至沸，烧开后转小火煮30分钟，至大米熟透。
2. 倒入洗净的玉米粒，搅拌匀，转中火煮至断生即可。

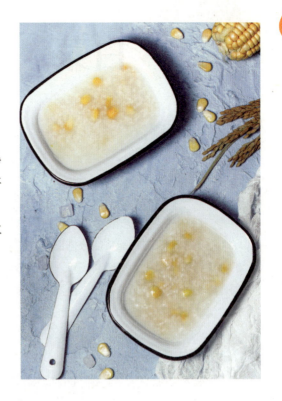

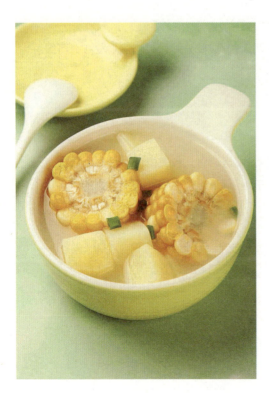

玉米土豆清汤

🍲 材料

土豆块120克，玉米段60克，葱花少许，盐2克，鸡粉3克，胡椒粉2克

😋 做法

1. 锅中注水烧开，放入洗净的土豆块和玉米段，盖上锅盖，用中火煮20分钟至食材熟透。
2. 打开锅盖，加盐、鸡粉、胡椒粉调味，拌煮片刻至入味。
3. 关火后盛出煮好的汤，装入碗中，撒上葱花即可。

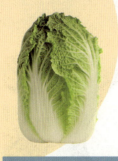

白菜

性味归经

性平，味甘。归胃经。

食疗功效

白菜中所含的钾能将盐分排出体外，有利尿作用，对高血压患者有益。煮熟的白菜有助于消化，可通利肠胃。白菜富含多种维生素和无机盐，还含有丰富的膳食纤维，有利于保护心脏。白菜中所含有的营养元素能够提高人体免疫力，有预防感冒及消除疲劳的功效。

人群宜忌

一般人均可食用。但白菜性偏寒凉，胃寒腹痛的人不宜多吃。

实用小贴士

❶ 白菜切成丝，与白糖放一起，加水两大碗煮开2分钟，趁热喝水发汗，可缓解暴食导致的肠胃不适。
❷ 白菜帮研成泥状敷患处可治烫伤。

选购指南

优质的大白菜菜叶新鲜、呈嫩绿色，菜帮洁白，包裹得较为紧密、结实，无病虫害。选购时还可以看一看里面的叶子是否有黑点，应选择没有黑点的。

适宜搭配

| 白菜+猪肉 | 补充营养、通便 | 白菜+海带 | 防治碘不足 |
| 白菜+牛肉 | 健胃消食 | 白菜+青椒 | 促进消化 |

豆皮炒白菜

🍲 材料
白菜500克，水发豆皮300克，蒜末适量，盐3克，生抽5毫升，食用油适量

🍲 做法
1. 白菜洗净，切成小段；水发豆皮切成条，下入沸水锅中焯片刻，捞出，待用。
2. 热锅注油，倒入蒜末，爆香，倒入白菜段，翻炒均匀，再倒入豆皮，继续翻炒片刻，下入盐、生抽，炒匀调味即可。

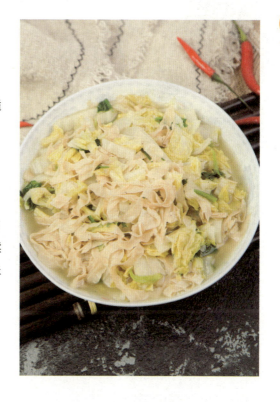

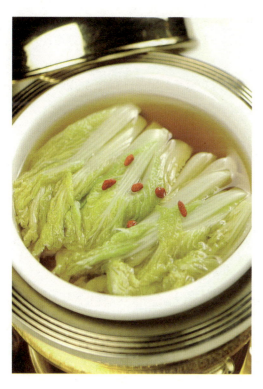

枸杞白菜汤

🍲 材料
白菜1棵，水发枸杞10克，盐2克

🍲 做法
1. 将白菜洗净，切成小瓣；枸杞冲洗干净，待用。
2. 锅中注水烧开，放入白菜瓣，煮至熟软，倒入枸杞，再撒上盐，续煮2分钟即可。

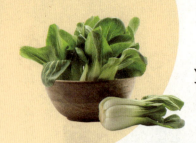

油菜

性味归经

性寒，味辛。归肝、脾经。

食疗功效

油菜（也叫芸薹）为低脂肪蔬菜，且含有膳食纤维，能与胆酸盐和食物中的胆固醇、三酰甘油结合，并从粪便中排出，从而减少人体对脂类的吸收，故可用来降血脂。油菜中含有大量的植物纤维素，能促进肠道蠕动，增加粪便的体积，缩短粪便在肠腔内停留的时间，有助于治疗多种便秘，预防肠道肿瘤。

人群宜忌

一般人均可食用，目疾患者、小儿麻痹后期、狐臭等慢性病患者少食。

实用小贴士

❶ 油菜和香菇一起炒食，适宜于习惯性便秘、痔疮、大便干结等病症，亦可作为感染性疾病患者的食疗蔬菜。

❷ 用油菜煮汁服用或捣烂绞汁温服一小杯（约30毫升），一日3次，并用鲜油菜叶捣烂敷患处，一日更换3次，可清热消肿。

选购指南

选择油菜时一般选择叶子较短的，食用的口感较好。油菜的叶子有深绿色和浅绿色，浅绿色的质量和口感更好。

适宜搭配

油菜+香菇	防止便秘	油菜+虾仁	促进钙吸收
油菜+豆腐	清肺止咳	油菜+鸡肉	强化肝脏、美化肌肤
油菜+木耳	促进排毒		

油菜鱼肉粥

🥘 材料

鲜鲈鱼50克，油菜50克，水发大米95克，盐2克，水淀粉2毫升

🍲 做法

1. 将洗净的油菜切成粒；处理干净的鲈鱼切成片，装入碗中，放入少许盐、水淀粉，抓匀，腌渍10分钟至入味，待用。
2. 锅中注水烧开，倒入水发好的大米，用小火煮30分钟至大米熟烂。
3. 倒入鱼片，煮至断生，再放入油菜，加入适量盐，用锅勺拌匀调味即可。

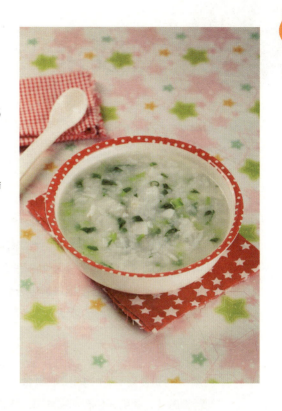

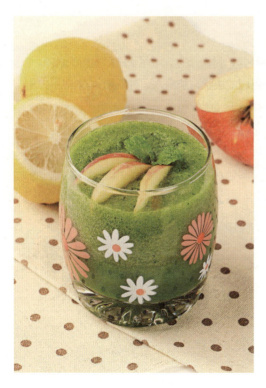

油菜苹果柠檬汁

🥘 材料

油菜叶50克，苹果90克，柠檬汁适量，白糖适量

🍲 做法

1. 洗净的苹果切瓣，去核，去皮，切成小块。
2. 洗净的油菜叶切碎，待用。
3. 备好榨汁机，倒入切好的食材，加入备好的柠檬汁，倒入少许凉开水，榨取蔬果汁即可，可加白糖调味。

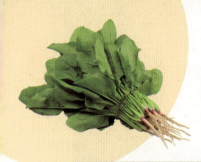

菠菜

性味归经

性凉，味甘。归大肠、胃经。

食疗功效

菠菜含有丰富的维生素A、维生素C和膳食纤维，其中维生素A和维生素C的含量是所有蔬菜类之冠，适合风湿性心脏病患者食用；而膳食纤维具有促进肠道蠕动的作用，利于排便，且能促进胰腺分泌，帮助消化。菠菜中还含有丰富的铁元素，对缺铁性贫血有较好的辅助治疗作用。

人群宜忌

菠菜特别适合老、幼、病、弱者食用，长期使用电脑者、爱美人士也应常食，但肾炎患者、肾结石患者不宜食用，脾虚便溏者不宜多食。

实用小贴士

❶ 菠菜洗净挤汁，用黄酒冲服，每次半杯，一日2～3次，可用于跌打损伤的食疗。

❷ 鲜菠菜500克洗净切断，猪血肠250克切成块状，加清水适量煮汤，调味后佐膳服用，每日或隔日1次，连服2～3次，有助于缓解便秘。

选购指南

新鲜的菠菜叶片充分伸展、肥厚，颜色深绿且有光泽。如果叶片变黄、变黑，或者叶片上有黄斑的菠菜不宜选择。

适宜搭配

菠菜+猪肝	防治贫血	菠菜+茄子	加快血液循环
菠菜+胡萝卜	保持心血管畅通	菠菜+花生	有利于维生素的吸收

凉拌菠菜

🍲 材料

菠菜150克，朝天椒2根，大蒜4瓣，生抽5毫升，香醋3毫升，芝麻油适量

🍲 做法

1. 菠菜连根洗净；朝天椒洗净切成小段；大蒜洗净拍碎，待用。
2. 锅中注水烧沸，下入菠菜烫熟，夹入盘中，摆放整齐。
3. 在菠菜上放上朝天椒、大蒜，倒入生抽、香醋和芝麻油即可。

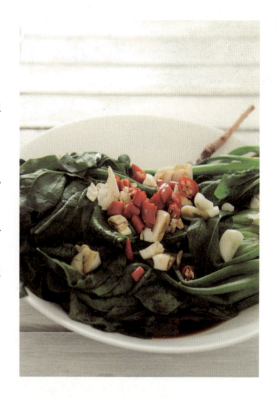

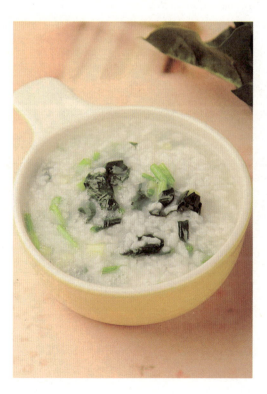

菠菜芹菜粥

🍲 材料

水发大米130克，菠菜60克，芹菜35克

🍲 做法

1. 将洗净的菠菜切小段；洗好的芹菜切丁，待用。
2. 砂锅中注入适量清水烧开，放入洗净的大米，搅拌匀，使其散开，烧开后用小火煮35分钟，至米粒变软。
3. 倒入切好的菠菜，拌匀，再放入芹菜丁，拌匀，煮至断生即可。

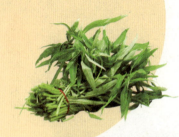

空心菜

性味归经

性平，味甘。归肝、心、小肠经。

食疗功效

空心菜具有通便解毒、清热凉血、利尿等功效，可用于清热解暑，尤其适宜邪热未清的心肌炎患者食用。空心菜中的膳食纤维含量极为丰富，能加速体内有毒物质的排泄，提高巨噬细胞吞噬细菌的活力，杀菌消炎。空心菜中还富含维生素C和胡萝卜素，其维生素含量高于大白菜，这些物质有助于增强体质，防病抗病。

人群宜忌

一般人群均可食用，对高血压、高脂血症、高血糖患者来说是食疗佳蔬。体质虚弱、脾胃虚寒、大便溏泄者不宜多食，血压偏低、胃寒者慎食。

实用小贴士

❶ 鲜空心菜梗60克，玉米须30克，水煎服，每日2～3次，可以辅助治疗糖尿病。

❷ 鲜空心菜200克，用凉开水洗净，捣烂，置消毒纱布中绞汁，掺米酒20毫升，一次冲服，可用于毒蛇咬伤的食疗。

❸ 空心菜根100克，以水煎服，每日2次，有助于缓解腹泻、痢疾。

选购指南

挑选空心菜时应选择较为完整、没有根须和黄叶的，叶子越绿表示越新鲜。观察茎管底部是否有腐烂、变色的现象，避免选择该类空心菜。

适宜搭配

空心菜+青椒	降血压	空心菜+豆豉	开胃消食
空心菜+朝天椒	降压解毒	空心菜+鸡爪	清热解毒、利尿消肿

腰果炒空心菜

🍅 材料

空心菜100克，腰果70克，彩椒15克，蒜末少许，盐2克，白糖、鸡粉各3克，水淀粉、食用油各适量

🍲 做法

1. 洗净的彩椒切成细丝，待用。
2. 锅中注入适量清水烧开，放入空心菜，煮至断生，捞出，待用。
3. 热锅注油烧热，倒入腰果，用小火炸约6分钟，捞出，沥干油，待用。
4. 锅底留油，倒入蒜末，爆香，倒入全部食材，炒匀，加入盐、白糖、鸡粉、水淀粉，炒匀即可。

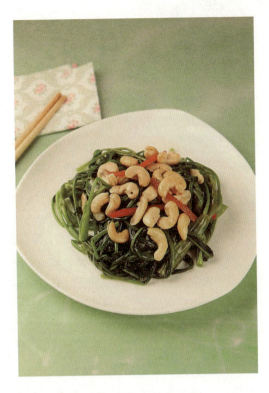

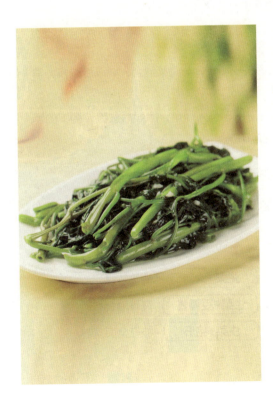

蒜蓉空心菜

🍅 材料

空心菜300克，蒜末少许，盐、鸡粉各2克，食用油少许

🍲 做法

1. 洗净的空心菜切成小段，装入盘中，待用。
2. 用油起锅，放入蒜末，爆香，倒入空心菜，用大火翻炒至其变软。
3. 转中火，加入盐、鸡粉，快速翻炒片刻，至食材入味即可。

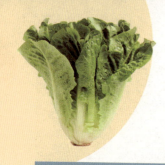

生菜

性味归经

性凉，味甘。归胃、大肠经。

食疗功效

生菜含有维生素C、膳食纤维、莴苣素和丰富的无机盐，能够清热安神、清肝利胆、降低胆固醇、疏通血管，适合心绞痛患者食用。生菜中含有的膳食纤维和维生素C，有消除多余脂肪的作用，对心脏病患者有益。生菜的茎叶中含有的莴苣素，具有镇痛催眠、降低胆固醇、辅助治疗神经衰弱等功效。生菜中还含有甘露醇等有效成分，能够促进血液循环。

人群宜忌

一般人群均可食用。但是尿频、胃寒的人应少吃。

实用小贴士

❶ 生菜洗净切片，焯水，西红柿焯水后去皮切块，与生菜混合，调以沙拉酱，常食有助于改善妊娠斑。

❷ 生菜叶捣碎，加少量水，煮5分钟后捞出，包入纱布，凉温后敷脸，剩下的汤汁可用来洗脸，这样有助于去除脸上的痘印。

选购指南

叶子呈翠绿色，最外层叶子保存完好，无烂叶，无瘫软，这样的生菜较新鲜。

适宜搭配

生菜+海带	促进铁的吸收	生菜+大蒜	清热解毒
生菜+鸡蛋	滋阴润燥	生菜+豆瓣酱	开胃消食
生菜+豆腐	减肥健美	生菜+猪肝	补充全面营养

黄瓜生菜沙拉

🥄 材料

黄瓜85克，生菜120克，盐1克，沙拉酱、橄榄油各适量

😋 做法

1. 洗好的生菜切成丝；洗净的黄瓜切成片，再切丝，待用。
2. 将黄瓜丝、生菜丝倒入碗中，放入盐、橄榄油，搅拌片刻。
3. 将拌好的食材装入盘中，淋上沙拉酱即可。

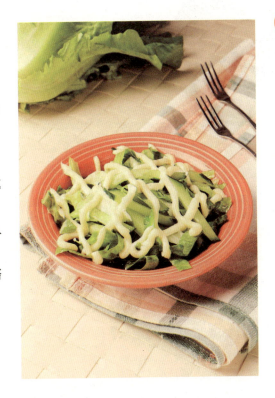

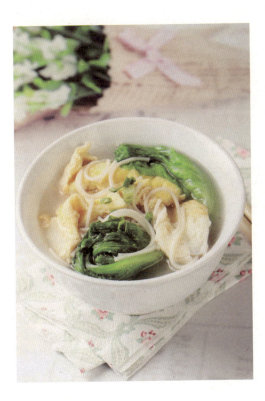

生菜鸡蛋面

🥄 材料

面条120克，鸡蛋1个，生菜65克，葱花少许，盐、鸡粉各2克，食用油适量

😋 做法

1. 鸡蛋打入碗中，打散，调匀，制成蛋液，备用。
2. 用油起锅，倒入蛋液，炒成蛋皮状，盛入碗中，待用。
3. 锅中注水烧开，放入面条拌匀，加入盐、鸡粉，拌匀，用中火煮2分钟。
4. 加入食用油，放入蛋皮，拌匀，放入生菜，煮至变软，关火后盛出煮好的面条，装入碗中，撒上葱花即可。

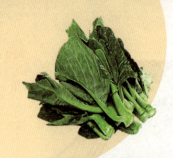

芥蓝

性味归经

性凉，味甘、辛。归肺经。

食疗功效

芥蓝具有化痰解毒、降低胆固醇、软化血管、预防心脏病的作用。芥蓝中含有大量的胡萝卜素和维生素C，能够增加血管弹性；含有丰富的硫代葡萄糖苷，它的降解产物萝卜硫素能够清除肺部细菌，对心脑血管疾病有显著食疗效果，因此，芥蓝非常适合心脏病患者食用。芥蓝中还含有大量膳食纤维，能防治便秘、降低胆固醇、软化血管、预防心脏病等。

人群宜忌

一般人群均可食用，特别适合食欲不振、便秘、高胆固醇患者。但是阳痿患者要禁食。

实用小贴士

❶ 鲜芥蓝100克与粳米50克煮粥食用，可以缓解胃溃疡症状。
❷ 鲜芥蓝100克与核桃肉50克炒食，可以提神健脑。

选购指南

芥蓝不宜选茎太粗的，否则容易老。最好挑节间较疏、苔叶细嫩浓绿、无黄叶的。叶用芥蓝要选择叶片完整，没有枯黄及开花现象者为佳。

适宜搭配

| 芥蓝+大米 | 健脾养胃 | 芥蓝+核桃 | 健脑益智 |
| 芥蓝+山药 | 消暑 | 芥蓝+生姜 | 降压降脂 |

芥蓝炒冬瓜

🍲 材料

芥蓝80克，冬瓜片100克，胡萝卜片40克，木耳块35克，姜片、蒜末、葱段、盐、鸡粉、料酒、水淀粉、食用油各适量

🍲 做法

1. 洗净的芥蓝切成段，待用。
2. 锅中注水烧开，放入胡萝卜片、木耳块、芥蓝段、冬瓜片，煮至断生，把焯好的食材捞出，待用。
3. 用油起锅，放入姜片、蒜末、葱段，爆香，倒入焯好的食材炒匀，放入盐、鸡粉，淋入料酒炒匀，倒入水淀粉快速翻炒均匀即可。

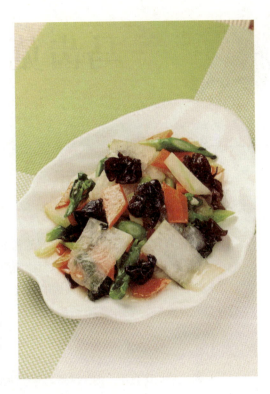

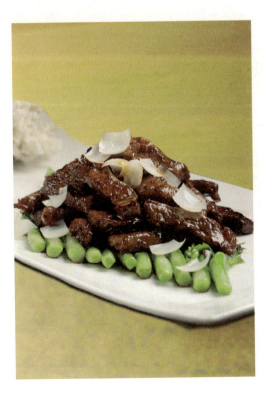

澳洲牛肉芥蓝

🍲 材料

澳洲牛肉200克，芥蓝100克，鲜百合片30克，蒜末少许，盐3克，鸡粉3克，生抽5毫升，水淀粉、食用油各适量

🍲 做法

1. 牛肉切粗条；芥蓝洗净切开。
2. 芥蓝、鲜百合片分别放入沸水锅中煮至断生，捞出摆放在盘中。
3. 热锅注油，倒入蒜末爆香，倒入牛肉粗条，炒至转色，加入盐、鸡粉、生抽炒匀调味。
4. 注入适量清水，加入水淀粉勾芡，将炒好的牛肉摆放在芥蓝上即可。

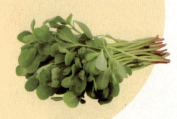

马齿苋

● 性味归经

性寒，味、酸。归胃、大肠经。

● 食疗功效

马齿苋含有大量的钾盐，有良好的利水消肿作用；钾离子还可直接作用于血管壁上，使血管壁扩张，阻止动脉管壁增厚，从而起到降低血压的作用。马齿苋含有较多的胡萝卜素，能促进溃疡的愈合。马齿苋中还含有丰富的 $\omega-3$ 脂肪酸，它能抑制人体内血清胆固醇和三酰甘油的生成，起到防治心脏病的作用。

● 人群宜忌

一般人群均可食用。但是脾胃虚寒、肠滑腹泻、便溏者及孕妇禁食。

● 实用小贴士

❶ 用马齿苋和少量粳米、酱汁煮食，可治脚气水肿、心腹胀满、小便涩少。
❷ 马齿苋煮水一碗，加盐、醋空腹服用，可治腹中白虫。
❸ 生马齿苋一把，洗净，绞汁30毫升，加冷开水100毫升、白糖适量，每日服3次，每次100毫升，可辅助治疗阑尾炎。

● 选购指南

马齿苋味微酸而带黏性，以株小、质嫩、叶多、青绿色者为佳。

● 适宜搭配

马齿苋+蜂蜜	辅助治疗痢疾	马齿苋+大米	防治痢疾
马齿苋+鸡蛋	清热排毒	马齿苋+黄花菜	清热解毒
马齿苋+绿豆	消暑解渴、止痢	马齿苋+莲藕	清热解毒、凉血止咳

马齿苋薏米绿豆汤

🍲 材料

马齿苋40克，水发绿豆75克，水发薏米50克，冰糖35克

🍚 做法

1. 将洗净的马齿苋切段，备用。
2. 砂锅中注入适量清水烧热，倒入备好的薏米、绿豆拌匀，盖上盖，烧开后用小火煮30分钟。
3. 揭盖，倒入马齿苋，拌匀，盖上盖，用中火煮5分钟。
4. 揭盖，倒入冰糖，拌匀，煮至溶化，关火后盛出煮好的汤即可。

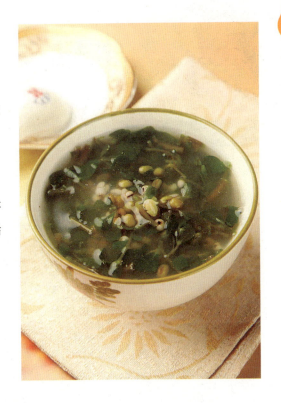

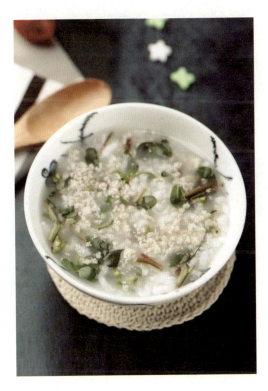

马齿苋瘦肉粥

🍲 材料

马齿苋40克，瘦肉末70克，水发大米100克，盐2克，鸡粉2克

🍚 做法

1. 洗好的马齿苋切碎，备用。
2. 砂锅中注水烧开，倒入洗好的大米，用小火炖30分钟，至大米熟软。
3. 倒入瘦肉末，搅匀，煮至沸，放入洗好的马齿苋，加入盐、鸡粉，搅匀调味，用小火再煮片刻即可。

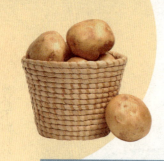

土豆

● 性味归经

性平，味甘。归胃、大肠经。

● 食疗功效

土豆含有丰富的B族维生素和大量的优质纤维素，能够解除疲劳、维护心脏和血管健康、降低胆固醇，对于风湿性心脏病患者具有很好的食疗效果。而且土豆中含有丰富的膳食纤维，可促进胃肠蠕动，疏通肠道。

● 人群宜忌

一般人都可食用。但肠胃不佳、经常腹胀和腹泻的人不宜吃土豆。

● 实用小贴士

❶ 土豆有呵护肌肤、保养容颜的功效。新鲜土豆的汁液直接涂敷于面部，增白作用十分显著。土豆对眼周皮肤也有显著的美颜效果。将熟土豆切片，贴在眼睛上，能减轻下眼袋的水肿。
❷ 如果身心疲惫、面容憔悴，用土豆泥加柠檬汁敷于面部，能有效减轻脸部的不适感。

● 选购指南

宜选择没有破皮、圆形的土豆，且越圆越好削。劣质土豆小而不均匀，有损伤或虫蛀孔洞、萎蔫变软、发芽或变绿、有腐烂气味的土豆都不宜购买。

● 适宜搭配

| 土豆+黄瓜 | 清热解毒 | 土豆+牛肉 | 酸碱平衡 |
| 土豆+豆角 | 除烦润燥 | 土豆+牛奶 | 提供全面营养 |

蒸土豆

🍲 材料

土豆500克

🍲 做法

1. 将土豆连皮清洗干净，切成均匀大小的块，放入蒸盘中。
2. 放入烧开的蒸锅中，蒸15分钟至土豆熟透。
3. 取出土豆，装入碗中即可。

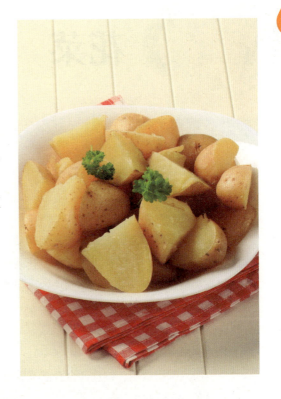

黄瓜炒土豆丝

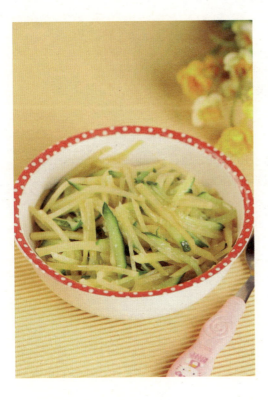

🍲 材料

土豆120克，黄瓜110克，葱末、蒜末、盐、鸡粉、水淀粉、食用油各适量

🍲 做法

1. 把洗好的黄瓜切成丝；去皮洗净的土豆切成细丝。
2. 锅中注水烧开，倒入土豆丝，煮半分钟至其断生，捞出，沥干，待用。
3. 用油起锅，下入蒜末、葱末，爆香，倒入黄瓜丝，翻炒至析出汁水，再放入土豆丝，翻炒至全部食材熟透。
4. 加入盐、鸡粉，炒至食材入味，淋入水淀粉勾芡即可。

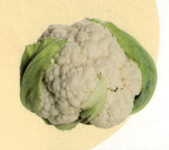

花菜

性味归经

性凉，味甘。归胃、肝、肺经。

食疗功效

花菜不仅能疏通肠胃，促进胃肠蠕动，还可以降低血压、降血脂、降低胆固醇含量，非常适合心脏病患者食用。花菜能很好地补充身体所需的营养成分，从而提高免疫力，具有强身健体的功效。花菜被称为"十大绿色蔬菜之一"，有很好的食疗保健功效。

人群宜忌

一般人都可食用，特别适合食欲不振者、大便干结者、癌症患者以及少年儿童。但尿路结石者不宜吃。

实用小贴士

❶用花菜与粳米煮粥，佐以红糖，可以改善便秘症状。
❷花菜的烧煮时间不宜过长，否则会丧失营养成分。

选购指南

新鲜花菜颜色呈嫩白色或乳白色，有的颜色会微黄。如果花菜颜色呈深黄色或者已有黑色斑点，表明已经不新鲜或者放置时间过长。

适宜搭配

| 花菜+香菇 | 降低血脂 | 花菜+西红柿 | 降压降脂 |
| 花菜+蜂蜜 | 止咳润喉 | | |

炒双花

🍅 材料

花菜100克，西蓝花100克，红椒30克，蒜末适量，盐2克，食用油适量

🍲 做法

1. 花菜、西蓝花洗净，切成小朵；红椒洗净切成小块，待用。
2. 锅中注水烧热，放入花菜、西蓝花，焯水至断生，捞出，待用。
3. 下油起锅，下入蒜末、红椒，爆香，倒入花菜、西蓝花，翻炒片刻，加盐炒至入味即可。

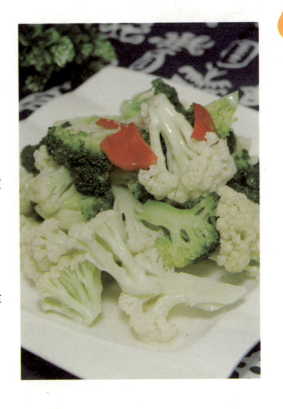

烤花菜

🍅 材料

花菜200克，葱花适量，咖喱粉5克，盐1克，生抽少许，食用油适量

🍲 做法

1. 花菜洗净，切成小朵，待用。
2. 将花菜放在一个大碗中，倒入咖喱粉、盐、生抽、食用油、葱花及适量清水，搅拌均匀，使花菜入味。
3. 将花菜放入烤盘中，以上、下火180℃烤15分钟，取出装盘即可。

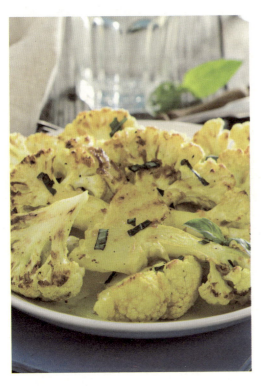

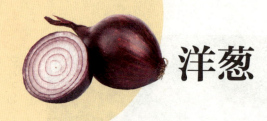

洋葱

性味归经

性温，味甘、微辛。归肝、脾、胃、肺经。

食疗功效

洋葱是为数不多的含前列腺素A的植物之一，是天然的血液稀释剂，能扩张血管，降低血液黏度，预防血栓的发生。洋葱能帮助细胞更好地分解葡萄糖，同时降低血糖，供给脑细胞热能，是糖尿病、神志萎顿患者的食疗佳蔬。洋葱中还含有可降血糖的有机物，能起到较好的降低血糖和利尿的作用。

人群宜忌

一般人均可食用，特别适宜心血管疾病、糖尿病、癌症、急慢性肠炎、痢疾患者以及消化不良者。洋葱辛温，热病患者应慎食。

实用小贴士

❶ 把洋葱洗净切薄片，再加几片莴笋叶，然后倒入苹果醋，没过洋葱即可。这种吃法可以辅助治疗多年的便秘，稳定血压，还能有效改善睡眠。

❷ 嚼生洋葱可以预防感冒。

选购指南

选购洋葱时，可根据外形、颜色、软硬来判断其品质优劣。以球体完整、没有裂开或损伤、表皮完整光滑、外层保护膜较多的为佳。

适宜搭配

| 洋葱+鸡蛋 | 促进维生素的吸收 | 洋葱+鸡肉 | 延缓衰老 |
| 洋葱+大蒜 | 抗菌消炎 | 洋葱+苹果 | 降压降脂 |

炸洋葱圈

🍲 材料

洋葱1个，鸡蛋1个，面粉适量，黑胡椒粉2克，迷迭香叶子适量，食用油适量

🍜 做法

1. 洋葱切去顶部和底部，中间部分切成洋葱圈。
2. 将面粉置于一大碗中，打入鸡蛋，搅拌均匀，再注入少许水，加入黑胡椒粉，搅拌成糊状，待用。
3. 锅里注油烧热，逐一放入裹了面糊的洋葱圈，翻面，炸至两面金黄，捞出装盘，撒上迷迭香叶子即可。

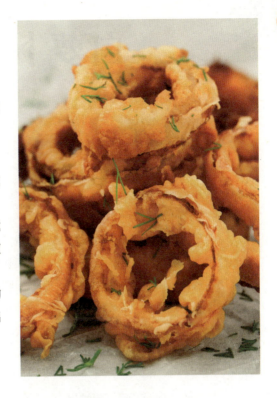

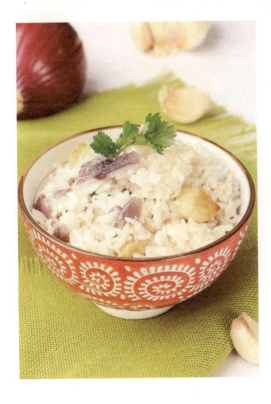

洋葱烤饭

🍲 材料

水发大米180克，洋葱70克，蒜头30克，盐少许，食用油适量

🍜 做法

1. 洋葱洗净切小块，蒜头对半切开。
2. 用油起锅，倒入蒜头，爆香，放入洋葱块，炒至其变软，倒入水发大米，炒匀，盛出装碗，加入适量清水，搅匀，使米粒散开，撒上盐，搅匀。
3. 将处理好的食材放入预热好的烤箱中，上、下火温度为180℃，烤30分钟，至食材熟透。

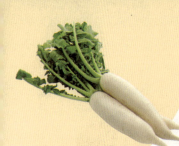

白萝卜

性味归经

性凉，味甘、辛。归肺、胃经。

食疗功效

白萝卜能够消积滞、化痰清热、下气宽中、解毒。吃白萝卜不仅能够防治肺源性心脏病，还能降血脂、软化血管，预防冠心病、动脉硬化等疾病。白萝卜所含热量较低，所含纤维素较多，尤其适合肥胖的心脏病患者食用。白萝卜能诱导人体自身产生干扰素，增加人体免疫力，并能抑制癌细胞的生长，对防癌、抗癌有重要作用。

人群宜忌

胃及十二指肠溃疡、慢性胃炎、单纯甲状腺肿、先兆流产、子宫脱垂等患者忌食萝卜；萝卜利肠，脾虚泄泻者慎食或少食。

实用小贴士

❶ 嗓子疼时，生吃白萝卜能消肿止痛。
❷ 轻度醉酒时，喝白萝卜汤可以醒酒。

选购指南

白萝卜外皮应光滑，皮色较白嫩；若外皮上有黑斑，或者透明瘢痕，表明生长周期或放置时间较长，新鲜程度下降，已经变老。另外，外表开裂或分叉的白萝卜品质稍差且不易储存。

适宜搭配

| 白萝卜+豆腐 | 有助营养吸收 | 白萝卜+紫菜 | 清肺热、治咳嗽 |
| 白萝卜+牛肉 | 补五脏、益气血 | 白萝卜+金针菇 | 防治消化不良 |

白萝卜焖牛腩

材料
牛腩500克，白萝卜块300克，姜片、葱段、葱花各适量，香叶、桂皮各少许，盐、生抽、蚝油、老抽、食用油各适量

做法
1. 牛腩切大块，用沸水浸泡去血水，捞出，沥水待用。
2. 砂锅内注入食用油，加入姜片、葱段，倒入牛腩，加入生抽、老抽、蚝油，拌匀，加入适量清水，没过牛腩，放入香叶、桂皮，炖煮1小时。
3. 再倒入白萝卜块，撒上盐，炖煮至白萝卜熟软，盛出，撒上葱花即可。

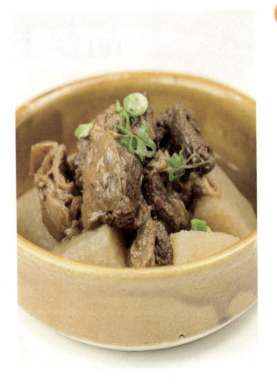

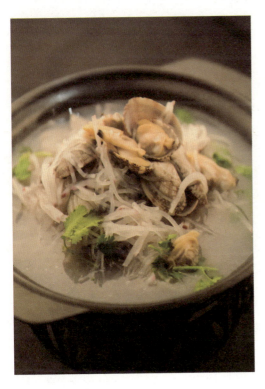

蚬子白萝卜汤

材料
白萝卜200克，蚬子300克，香菜适量，盐2克，鸡粉2克，香油少许

做法
1. 白萝卜洗净去皮，刨成丝；香菜洗净，切成段；蚬子放入装有清水的盘中，滴入几滴香油，吐净沙子。
2. 锅中注水烧开，放入白萝卜丝，待沸腾后放入蚬子，煮至蚬子开口，加入盐、鸡粉调味，再撒上香菜即可。

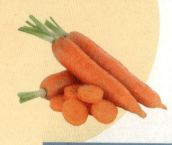

胡萝卜

● 性味归经

性平，味甘。归肝、肺、脾、胃经。

● 食疗功效

胡萝卜所含的有效成分能增加冠状动脉血流量，降低血脂，促进肾上腺素的合成，还有降压、强心的作用，是高血压、冠心病患者的食疗佳品。胡萝卜含有降糖物质，是糖尿病患者的良好食品。胡萝卜含有植物纤维，吸水性强，在肠道中体积容易膨胀，是肠道中的"充盈物质"，可加强肠道蠕动，从而利膈宽肠、通便。

● 人群宜忌

一般人都可食用，尤其适宜癌症、高血压、夜盲症、干眼症患者，以及营养不良、食欲不振、皮肤粗糙者食用。

● 实用小贴士

❶ 将胡萝卜、酸奶、蜂蜜、苹果一起榨成汁，有很强的美容功效。
❷ 取胡萝卜挤汁，兑蜂蜜适量，每次饮用80毫升，每日早晚各一次，可治便秘。
❸ 哺乳期女性每天晚上坚持食用烧熟的胡萝卜，可以促进乳汁分泌。

● 选购指南

外皮光滑、色泽鲜亮的胡萝卜品质较好，而有裂口、斑点、虫眼或瘢痕的品质不佳，不宜购买。

● 适宜搭配

胡萝卜+山药	健胃补脾	胡萝卜+蜂蜜	润肠排毒
胡萝卜+大米	改善胃肠功能	胡萝卜+绿豆芽	排毒瘦身

胡萝卜冬瓜炒木耳

🍅 材料

水发木耳80克，冬瓜100克，胡萝卜50克，蒜末适量，盐2克，鸡粉2克，食用油适量

🍲 做法

1. 洗净的冬瓜去皮，切成片；洗净的胡萝卜去皮，切成菱形片；水发木耳切成小朵，待用。
2. 锅中注水烧开，倒入胡萝卜片、冬瓜片、木耳，焯至断生，捞出，待用。
3. 用油起锅，倒入蒜末，爆香，放入焯好的食材，翻炒片刻，加入盐、鸡粉，炒至入味即可。

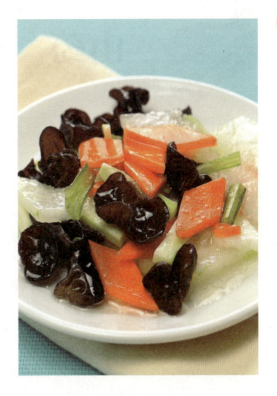

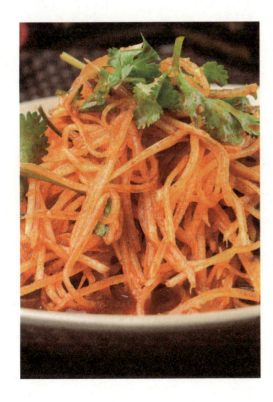

巧拌胡萝卜丝

🍅 材料

胡萝卜100克，香菜适量，盐3克，鸡粉3克，生抽5毫升，橄榄油适量

🍲 做法

1. 胡萝卜去皮切丝。
2. 锅内注入适量清水烧开，倒入胡萝卜丝煮至断生，将胡萝卜丝捞出待用。
3. 取一碗，加入盐、鸡粉、生抽、橄榄油拌匀，做成酱汁。
4. 将酱汁浇在胡萝卜丝上，拌匀调味，撒上香菜即可。

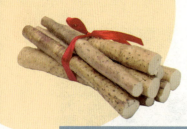

山药

● 性味归经

性平，味甘。归脾、肺、肾经。

● 食疗功效

山药含有大量维生素及营养物质，能有效阻止血脂在血管壁沉积，预防心血管疾病。山药中的黏液蛋白还有降低血糖的作用，对糖尿病有一定的治疗效果，是糖尿病患者的食疗佳品。常吃山药能防治动脉粥样硬化和冠心病。

● 人群宜忌

一般人群均可食用，对糖尿病患者、腹胀者、病后虚弱者、慢性肾炎患者、长期腹泻者尤其适宜。山药有收涩作用，大便燥结者不宜食用。

● 实用小贴士

对肺虚久咳、肾虚遗精等症，可取鲜山药10克捣烂，加甘蔗汁半杯和匀，炖热服食；亦可单用山药煮汁服用。

● 选购指南

山药表皮出现褐色斑点、外伤或破损，说明品质较差，不建议购买。新鲜山药横切面呈白色，一旦出现黄色或者红色，说明不太新鲜，也不建议购买。

● 适宜搭配

山药+莲子	健脾补肾	山药+杏仁	补肺益肾
山药+芝麻	补钙	山药+核桃	补中益气

山药玉米汤

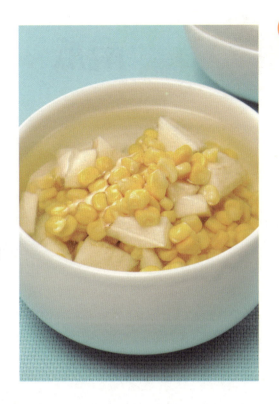

材料

玉米粒70克，去皮山药150克，盐2克，鸡粉2克，食用油适量

做法

1. 山药切块。锅中注入适量清水煮开，倒入玉米粒、山药拌匀。
2. 加盖，中火煮15分钟。
3. 揭盖，加入盐、鸡粉、食用油拌匀调味。
4. 关火后将汤盛入碗中即可。

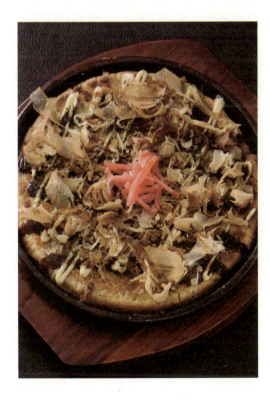

山药大阪烧

材料

山药100克，鸡蛋1个，包菜80克，面粉150克，腌渍嫩姜丝、干鱼片各适量，肉末80克，盐4克，沙拉酱适量

做法

1. 山药洗净去皮切丝，包菜洗净切丝。
2. 把面粉倒入碗中，加入山药丝、包菜丝，拌匀，加入肉末，搅散，打入鸡蛋，拌匀，加入盐，快速搅拌一会儿，再分次注入清水，调成面糊。
3. 将面糊倒入模具盘中，放入烤箱中，烤20分钟至熟，取出，挤上沙拉酱，撒上干鱼片、腌渍嫩姜丝即可。

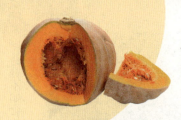

南瓜

• 性味归经

性平，味甘。归脾、胃经。

• 食疗功效

南瓜有润肺益气、化痰消炎、降糖美容的功效。南瓜富含β-胡萝卜素，对风湿性心脏病有很好的防治效果，肺源性心脏病患者经常食用也能起到很好的防治效果。南瓜富含膳食纤维，可促进肠胃蠕动，帮助食物消化。南瓜还含有丰富的维生素C，可以健脾，预防胃炎，防治夜盲症，护肝，使皮肤变得细嫩，并有中和致癌物质的作用。

• 人群宜忌

南瓜尤其适宜糖尿病患者和中老年人食用。南瓜性温，胃热炽盛、气滞中满、湿热气滞者应少吃，患有脚气、黄疸、气滞湿阻病者忌食。

• 实用小贴士

❶ 用适量南瓜根与猪肉煮着吃，有助于缓解牙痛。
❷ 长期用适量新鲜的南瓜叶直接擦抹患处，可治牛皮癣。
❸ 用100克南瓜肉与50克豆腐同煮食用，有助于治疗便秘。

• 选购指南

购买时应选择外观完整，果肉呈金黄色，同体积质量较重并且没有损伤和虫蛀的南瓜。带瓜梗的南瓜摘下的时间短，更易保存。

• 适宜搭配

| 南瓜+猪肉 | 预防糖尿病 | 南瓜+绿豆 | 具有保健作用 |
| 南瓜+莲子 | 通便、排毒 | 南瓜+牛肉 | 补脾健胃 |

南瓜花生蒸饼

🥣 材料

米粉70克，配方奶300毫升，去皮南瓜130克，葡萄干、核桃粉、花生粉各适量

😋 做法

1. 蒸锅上火烧开，放入南瓜，用中火蒸15分钟至其熟软，取出放凉，压碎，碾成泥状；葡萄干剁碎，备用。
2. 将南瓜泥放入碗中，加入核桃粉、花生粉，再放入葡萄干、米粉，搅拌均匀，分次倒入配方奶，拌匀，制成南瓜糊，待用。
3. 取一蒸碗，倒入南瓜糊，放入蒸锅中，用中火蒸15分钟至熟即可。

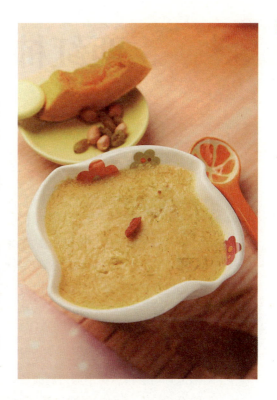

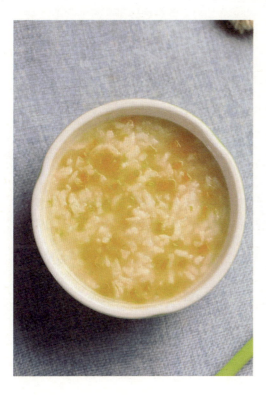

大米南瓜粥

🥣 材料

南瓜50克，大米50克

😋 做法

1. 将南瓜清洗干净，削皮，切成碎粒。
2. 将大米清洗干净，放入小锅中，再加入400毫升水，中火烧开，转小火继续煮20分钟。
3. 将切好的南瓜粒放入粥锅中，小火再煮10分钟，煮至南瓜软烂即可。

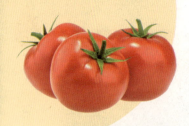

西红柿

性味归经

性凉，味甘、酸。归肝、胃、肺经。

食疗功效

西红柿具有止血降压、健胃消食、生津止渴、清热解毒、凉血平肝的功效，可辅助治疗心肌炎引起的头晕、心悸和各种炎症。西红柿所含苹果酸、柠檬酸等有机酸，能促使胃液分泌，促进消化。西红柿还有清热生津、养阴凉血的功效，对发热烦渴、口干舌燥、牙龈出血、胃热口苦、虚火上升有较好的治疗效果。

人群宜忌

一般人均可食用，特别适合高血压、急慢性肾炎、肝炎、夜盲症、近视患者。但脾胃虚寒者、女性月经期间不宜进食。

实用小贴士

❶ 将鲜熟西红柿去皮和籽后捣烂敷患处，每日2～3次，可治真菌、感染性皮肤病。

❷ 轻度消化性溃疡患者，可将榨取的西红柿汁和土豆汁各半杯混合后饮用，每天早晚各一次，连服10次，溃疡可愈。

选购指南

西红柿宜挑选外形圆润的，有棱或者果实布满斑点的尽量不要选择。用手轻捏西红柿，皮薄有弹性，果实结实的西红柿新鲜度和成熟度较好。

适宜搭配

| 西红柿+芹菜 | 降压降脂 | 西红柿+蜂蜜 | 补血养颜 |
| 西红柿+鸡蛋 | 抗衰防老 | 西红柿+山楂 | 降低血压 |

西红柿碎面条

🍅 材料

西红柿100克，龙须面150克，清鸡汤400毫升，食用油适量

🍲 做法

1. 在洗净的西红柿上划上十字花刀，放入沸水中，略煮片刻，捞出，放入凉水中浸泡片刻，去皮切丁，备用。
2. 锅中注水烧开，倒入龙须面，煮熟，捞出，沥水，装入碗中待用。
3. 热锅注油，放入西红柿，翻炒片刻，倒入鸡汤略煮，关火后将煮好的汤料盛入面中即可。

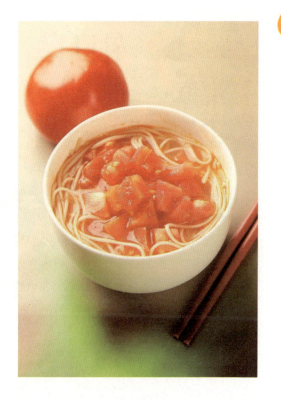

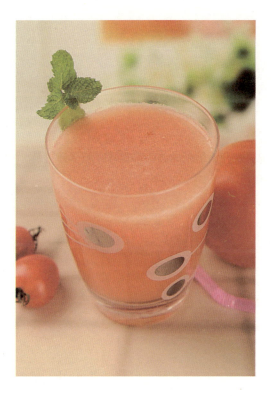

西红柿汁

🍅 材料

西红柿130克

🍲 做法

1. 锅中注入适量清水烧开，放入洗净的西红柿，关火后烫一会儿，至表皮皱裂，捞出，浸在凉开水中，放凉后剥去表皮，再把果肉切小块。
2. 取出备好的榨汁机，倒入西红柿，注入适量纯净水，盖好盖子，选择"榨汁"功能，榨取西红柿汁即可。

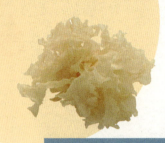

银耳

性味归经

性平，味甘、淡。归肺、胃、肾经。

食疗功效

银耳有保肝作用，对老年慢性支气管炎、肺源性心脏病有一定疗效。银耳富含维生素D，能促进人体对钙的吸收，预防骨质疏松。银耳中的氨基酸含量及种类丰富，可提高人体免疫力。银耳富含膳食纤维，可促进肠道蠕动，加速脂肪分解，有利于减肥塑身。

人群宜忌

一般人群都可食用，尤其适合慢性支气管炎、肺源性心脏病、阴火虚旺患者食用。但外感风寒的人、糖尿病患者不宜食用。

实用小贴士

❶ 糯米30克，银耳30克，雪梨50克，炖汤饮用，可润燥止咳。
❷ 银耳与绿豆芽、青椒拌食，可以减轻孕妇呕吐症状。

选购指南

银耳因其色泽而得名，但是选购的时候并不是越白的银耳越好，应选择白色中略微带黄色的银耳。干银耳如果是被化学物质熏蒸过，会散发出异味。

适宜搭配

| 银耳+菊花 | 润燥除烦 | 银耳+山药 | 滋阴润肺 |
| 银耳+枸杞 | 美容养颜 | 银耳+冰糖 | 滋补润肺 |

红薯莲子银耳汤

🍲 材料

红薯130克，水发莲子150克，水发银耳200克，白糖适量

🥣 做法

1. 将洗好的银耳切去根部，切成小朵；去皮洗净的红薯切成丁。
2. 砂锅中注入适量清水烧开，倒入洗净的莲子，放入切好的银耳，烧开后改小火煮30分钟，至食材变软，揭盖，倒入红薯丁拌匀，用小火续煮15分钟，至食材熟透。
3. 加入白糖，拌匀，煮至溶化，关火后盛出煮好的银耳汤，装在碗中即可。

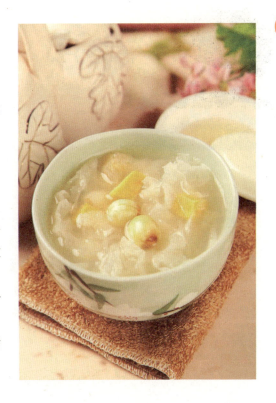

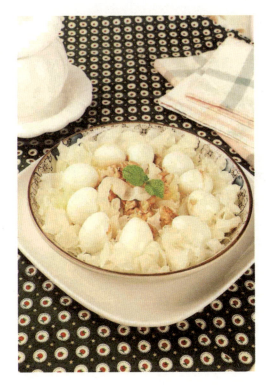

银耳核桃蒸鹌鹑蛋

🍲 材料

水发银耳150克，核桃25克，熟鹌鹑蛋10个，冰糖20克

🥣 做法

1. 泡发好的银耳切去根部，切成小朵；备好的核桃用刀背将其拍碎。
2. 备好蒸盘，摆入银耳、核桃碎，再放入鹌鹑蛋、冰糖，待用。
3. 电蒸锅注水烧开，在蒸盘中放入食材，盖上锅盖，调转旋钮定时20分钟。
4. 待时间到，掀开盖，将食材取出即可。

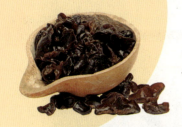

木耳

性味归经

性平，味甘。归胃、大肠经。

食疗功效

木耳被营养学家誉为"素中之王"，具有补气活血、滋阴通便的功效，对心脑血管等疾病有食疗作用。木耳含有维生素K和丰富的钙、镁等矿物质，能够防治动脉粥样硬化、冠心病，有效缓解心绞痛。木耳富含铁，可防治缺铁性贫血，还能维持体内凝血因子的正常水平，防止出血。

人群宜忌

一般人群均可食用，尤其适合心脑血管疾病、结石症患者食用，特别适合缺铁人士、矿工、冶金工人、纺织工、理发师食用。

实用小贴士

❶ 木耳30克，大枣30克，红糖少许，加入糯米中，熬成粥服食，可以减轻缺铁性贫血症状。

❷ 木耳6克，柿饼30克，同煮烂，当成零食吃，可作为痔疮出血、便秘的食疗。

选购指南

由于黑木耳的生长较为缓慢，长得较为厚实，所以在选择时应注意观察其朵型是否均匀。朵型均匀且卷曲现象较少的，说明品质较好；如果肉质较薄，朵型卷曲程度较高，则不建议购买。

适宜搭配

木耳+大枣	补血	木耳+银耳	提高免疫力
木耳+绿豆	降压消暑	木耳+莴笋	降压、降脂、降糖

木耳黄瓜拌粉丝

🥟 材料

水发粉丝100克，水发木耳50克，水发银耳50克，黄瓜30克，朝天椒1根，盐2克，香菜、生抽、香醋、芝麻油各适量

🍲 做法

1. 水发木耳、银耳切成小朵，下入沸水锅中，煮至断生，捞出；黄瓜洗净切成丝；香菜洗净切成碎；朝天椒洗净切成段。
2. 水发粉丝放入沸水锅中，余烫一会儿，捞出，过凉水，沥干，待用。
3. 将所有食材放入一大碗中，加入盐、生抽、香醋和芝麻油拌匀即可。

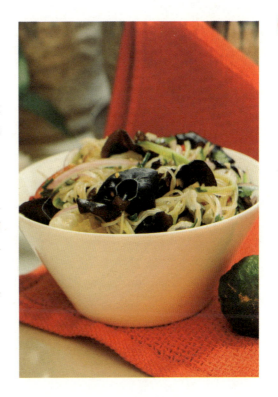

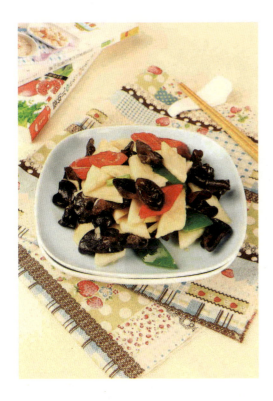

木耳山药

🥟 材料

水发木耳80克，去皮山药200克，圆椒40克，彩椒40克，葱段、姜片各少许，盐2克，鸡粉2克，蚝油3毫升，食用油适量

🍲 做法

1. 洗净的圆椒切开，去籽，切成块，洗净的彩椒切开，去籽，切成片；洗净去皮的山药切成厚片。
2. 锅中注水烧开，倒入山药片、木耳、圆椒块、彩椒片，余煮片刻，捞出。
3. 用油起锅，倒入姜片、葱段，爆香，放入蚝油，再放入余煮好的食材，加入盐、鸡粉，翻炒片刻至入味即可。

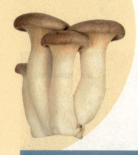

杏鲍菇

性味归经

性凉，味甘。归肝、胃经。

食疗功效

经常食用杏鲍菇，能软化和保护血管，降低人体中的血脂和胆固醇。杏鲍菇中蛋白质含量高，能提高人体免疫力。经常食用杏鲍菇，还能促进胃酸的分泌，促进消化，辅助治疗饮食积滞症。

人群宜忌

一般人皆可食用，湿疹患者禁食。

实用小贴士

杏鲍菇肉质肥嫩，适合炒、烧、烩、炖、做汤及用作火锅底料，亦适宜用作西餐，即使做凉拌菜，口感都非常好，加工后口感脆、韧，呈白至奶黄色，外观好。

选购指南

杏鲍菇的选购技巧：一是闻气味，杏鲍菇因含有独特的杏仁香味而得名，所以在挑选杏鲍菇时一定要闻闻气味；二是看菌盖，优质杏鲍菇的菌盖平展，但边缘不会上翘，如果菌盖有开裂说明不新鲜，营养价值会有所降低。

适宜搭配

杏鲍菇+茄子	软化血管	杏鲍菇+洋葱	活血、补钙
杏鲍菇+猪肉	降火、消食	杏鲍菇+木耳	明目、减肥
杏鲍菇+牛肉	健脾养胃	杏鲍菇+猪肉	补充营养

江畔素鹅

🍲 材料

水发豆皮60克，杏鲍菇60克，木耳50克，水发香菇50克，冬菜20克，姜末适量，生抽5毫升，食用油、水淀粉各适量

🍜 做法

1. 杏鲍菇、香菇、木耳切丝。
2. 将豆皮摊开，放入杏鲍菇、香菇、木耳、冬菜，卷成卷待用。
3. 热锅注油烧至七成热，放入豆皮卷，油炸至金黄色后捞出待用。
4. 锅内留油，倒入姜末爆香，加入生抽，放入适量清水，用水淀粉勾芡，将酱汁浇在豆皮卷上即可。

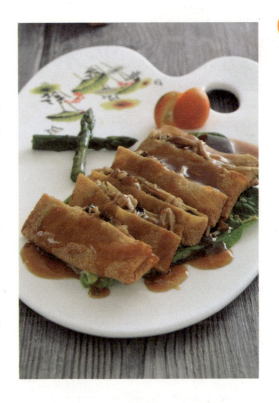

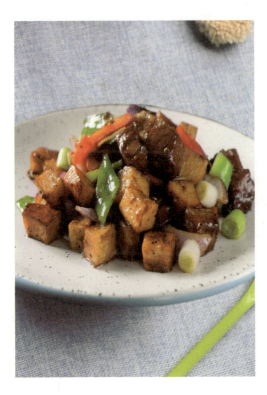

杏鲍菇煎牛肉粒

🍲 材料

杏鲍菇80克，牛肉100克，青椒块、红椒块、洋葱块、葱段各30克，姜片适量，料酒、生抽、盐、胡椒粉、白糖、水淀粉、食用油各适量

🍜 做法

1. 洗净的杏鲍菇切成丁；牛肉切成粒。
2. 往牛肉中加入盐、料酒、胡椒粉、水淀粉，腌渍10分钟。
3. 锅中注油烧热，倒入杏鲍菇丁，炒干水分，倒入姜片、牛肉粒、青椒块、红椒块、葱段、洋葱块，炒至熟透。
4. 加入白糖、生抽，炒至入味即可。

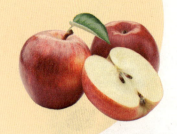

苹果

● 性味归经

性凉，味甘、微酸。归脾、肺经。

● 食疗功效

苹果具有润肺、健胃、生津、止渴、止泻、消食、顺气、醒酒的功能，而且对于癌症有良好的食疗作用。苹果中含有多种矿物质和维生素，所富含的维生素C能够改善血管弹性，防止动脉粥样硬化。苹果中还含有许多能够降血脂、减少血管栓塞、防治动脉硬化的有效成分。经常食用苹果可以防治冠心病。

● 人群宜忌

一般人均可食用，特别适合慢性胃炎、消化不良、便秘、高血压、贫血患者和维生素C缺乏者食用。但是胃寒病者、糖尿病患者应慎食。

● 实用小贴士

❶ 苹果富含糖类和钾盐，且其所含的果酸和胃酸混合后会加重胃的负担，因此脾胃虚弱者、糖尿病患者不宜过多食用。

❷ 苹果最好削皮后食用，因为其表皮可能存在农药残留，会损害身体健康。

● 选购指南

品质好的苹果的表皮有点粗糙，如果是非常光滑鲜亮，有可能是打蜡的。另外，表皮有磕碰、有斑点的苹果腐烂得快，不易存放。

● 适宜搭配

| 苹果+银耳 | 润肺止咳 | 苹果+香蕉 | 防止铅中毒 |
| 苹果+绿茶 | 防癌、抗老化 | 苹果+洋葱 | 保护心脏 |

蒸苹果

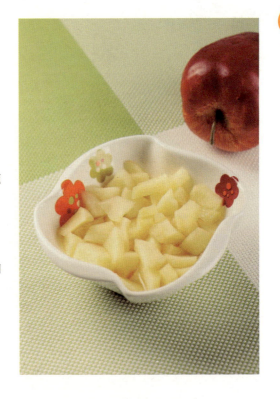

材料

苹果1个

做法

1. 将洗净的苹果削去外皮，对半切开，切瓣，去核切丁，把苹果丁装入碗中，待用。
2. 将装有苹果的碗放入烧开的蒸锅中，盖上盖，用中火蒸10分钟。
3. 揭盖，将蒸好的苹果取出，冷却后即可食用。

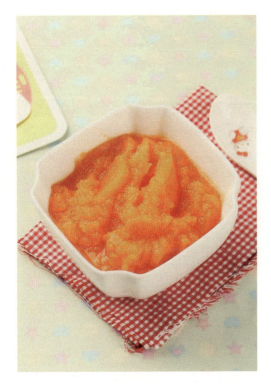

苹果胡萝卜泥

材料

苹果90克，胡萝卜120克，白糖10克

做法

1. 洗净去皮的苹果去核，切成小块；洗好的胡萝卜去皮切成丁。
2. 把苹果、胡萝卜分别装入盘中，放入烧开的蒸锅中，用中火蒸15分钟至熟，取出。
3. 取榨汁机，选择搅拌刀座组合，搅拌杯中放入蒸熟的胡萝卜、苹果，再加入白糖，盖紧盖，选择"搅拌"功能，将胡萝卜、苹果搅成果蔬泥即可。

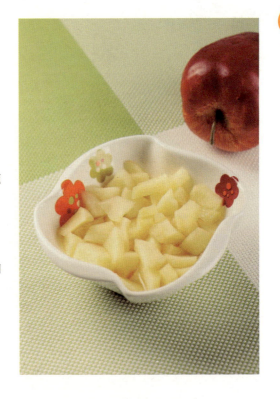

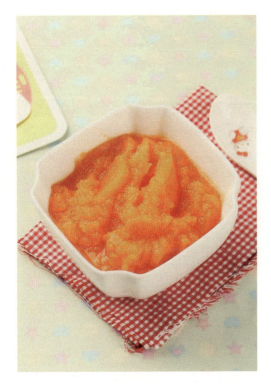

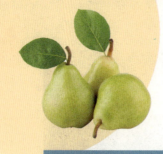

梨

性味归经

性微寒，味甘、微酸。归肺、胃经。

食疗功效

梨归肺、胃经，有止咳化痰、清热降火、养血生津、润肺去燥、润五脏、镇静安神等功效，特别适合肺源性心脏病患者食用，对高血压、心脏病、口渴便秘、头昏目眩、失眠多梦患者有良好的食疗作用。

人群宜忌

梨尤其适合肺热咳嗽、肺结核、高血压、心脏病、习惯性便秘患者食用。寒痰咳嗽或外感风寒咳嗽者及产妇和经期中的女性要少吃。

实用小贴士

将梨和冰糖炖半小时之后食用，对肺虚咳嗽有很好的疗效。

选购指南

梨以果粒完整、坚实、无虫害、无压伤者为佳。梨形圆溜，梨肉质地细嫩，汁水丰盈，味道也比较甜。若形状不规则，则果肉分布不均，吃起来口感很差，汁水较少，还有苦涩味。尽量选择皮薄的梨，这样的梨口感较好，水分比较足。梨皮太厚，果肉粗糙，汁水少，口感较差。

适宜搭配

| 梨+猪肺 | 清热润肺 | 梨+蜂蜜 | 缓解咳嗽 |
| 梨+冰糖 | 润肺解毒 | 梨+银耳 | 润肺止咳 |

蜂蜜蒸百合雪梨

🥢 材料

雪梨120克，鲜百合30克，蜂蜜适量

🍲 做法

1. 洗净的雪梨去除果皮，从1/4处用横刀切断，分为雪梨盅与盅盖，取雪梨盅，掏空中间的果肉与果核，再取盅盖，去除果核，修好形状，待用。

2. 另取一个干净的蒸盘，摆上制作好的雪梨盅与盅盖，把百合填入雪梨盅内，均匀地浇上蜂蜜，盖上盅盖，静置片刻，蒸锅置于旺火上，烧开后放入蒸盘，用大火蒸至食材熟软即可。

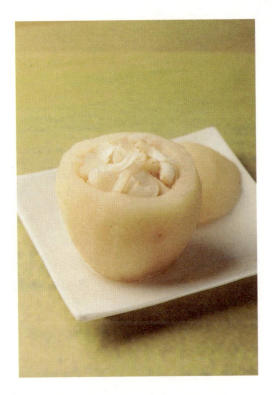

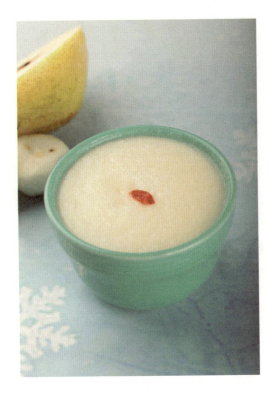

马蹄雪梨汁

🥢 材料

马蹄90克，雪梨150克

🍲 做法

1. 洗净去皮的马蹄切小块；洗好的雪梨去皮，去核，切成小块，备用。

2. 取榨汁机，选择搅拌刀座组合，倒入雪梨，加入马蹄，倒入适量矿泉水，盖上盖，选择"榨汁"功能，榨取果蔬汁。

3. 揭开盖，将榨好的马蹄雪梨汁倒入杯中即可。

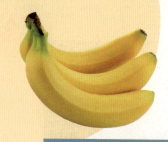

香蕉

性味归经

性寒，味甘。归脾、胃、大肠经。

食疗功效

香蕉具有清热润肺、润肠消炎的功效，适合便秘的心脏病患者食用。香蕉还有消炎、降压的功效，能够防止体内胆固醇沉积，从而降低血压，保持血管通畅，经常食用香蕉可以防治冠心病和高血压病。香蕉中的维生素C是天然的免疫强化剂，可抵抗各类感染。

人群宜忌

大便干燥难解、饮酒过量而酒醉未解者，以及高血压、动脉硬化患者尤其适合食用香蕉。虚寒腹泻及有痛经者、女性月经来潮期间应慎食香蕉。

实用小贴士

香蕉和冰糖一起炖食，有很好的润肺、润肠、助消化作用。

选购指南

香蕉宜选择颜色纯黄色的，说明较新鲜。放置后时间越长，香蕉颜色越暗，而且会出现黑色斑点，口感较差。蕉把颜色略微带点青色，说明比较新鲜。蕉把越黑，说明采摘的时间越久，不宜选购。

适宜搭配

| 香蕉+玉米须 | 治疗高血压 | 香蕉+牛奶 | 促进维生素B_{12}的吸收 |
| 香蕉+燕麦 | 改善睡眠 | 香蕉+冰糖 | 防治便秘 |

杨桃香蕉牛奶

材料

杨桃180克，香蕉120克，牛奶80毫升

做法

1. 洗净的香蕉剥去果皮，果肉切成小块；洗好的杨桃切开，去除硬芯，再切成小块，备用。
2. 取榨汁机，选择搅拌刀座组合，倒入牛奶以及切好的杨桃、香蕉，盖上盖，榨取果汁。
3. 断电后倒出果汁即可。

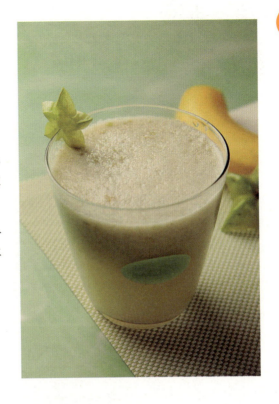

香蕉泥

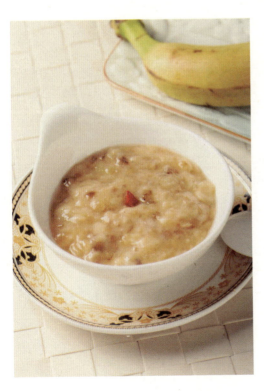

材料

香蕉70克

做法

1. 洗净的香蕉剥去果皮。
2. 用刀将果肉碾压成泥状。
3. 取一个干净的小碗，盛入制好的香蕉泥即可。

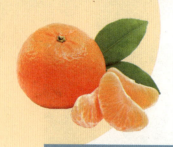

柑橘

● 性味归经

性凉，味甘、酸。归肺、脾、胃经。

● 食疗功效

柑橘具有开胃理气、生津润肺、化痰止咳等功效，可用于脾胃气滞、胸腹胀闷、呃逆少食、胃肠燥热、肺热咳嗽等症，还有消除疲劳和美容的作用。柑橘中含有丰富的维生素C和维生素P，能够降血压、降血脂，保护心血管，对于防治冠心病、高血压等心脑血管疾病有良好的食疗功效。

● 人群宜忌

慢性支气管炎、老年气喘患者尤其适宜食用柑橘。风寒咳嗽、多痰、糖尿病、口疮、食欲不振、大便秘结者慎食。

● 实用小贴士

❶ 降压药要和柑橘隔开一段时间服用，否则会影响药效。
❷ 柑橘的外皮上沾有较多的细菌，食用前应先将外皮洗净，剖开食用。

● 选购指南

品质好的柑橘果形端正，无歪蒂，无歪脐，无异状突起或凹陷等畸形，表皮颜色应基本转黄或橙红、鲜红，局部微带绿色，气味香甜。

● 适宜搭配

| 柑橘+玉米 | 促进维生素的吸收 | 柑橘+生姜 | 治疗感冒 |
| 柑橘+桂圆 | 治疗痢疾 | 柑橘+冰糖 | 治疗痢疾 |

柑橘蜂蜜汁

🍊 材料

柑橘100克，香蕉50克，蜂蜜适量

🍵 做法

1. 香蕉去皮取果肉，切成小块装入盘中。
2. 柑橘剥去皮，掰成小瓣。
3. 往榨汁机内倒入适量冷开水，将柑橘、香蕉和蜂蜜一同放入榨汁机中榨成汁即可。

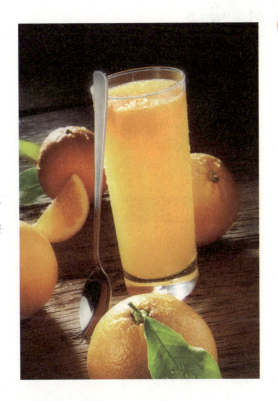

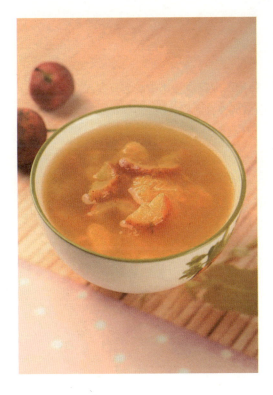

柑橘山楂饮

🍊 材料

柑橘100克，山楂80克，白糖适量

🍵 做法

1. 柑橘去皮，果肉分成瓣；洗净的山楂对半切开，去核，果肉切成小块。
2. 砂锅中注入适量清水烧开，倒入柑橘、山楂，盖上盖，用小火煮15分钟，至其析出有效成分。
3. 揭盖，加入白糖，搅拌至白糖完全溶化，将煮好的柑橘山楂饮盛出，装入碗中即可。

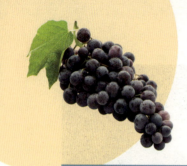

葡萄

性味归经

性平，味甘、酸。归肺、脾、肾经。

食疗功效

葡萄具有滋补肝肾、养血益气、强壮筋骨、生津除烦的功效。葡萄中所含有的天然聚合苯酚，能与细菌及病毒中的蛋白质化合，使之失去传染疾病的能力，能有效杀灭病毒。葡萄中所含的白藜芦醇可保护心血管系统。葡萄中含有大量的类黄酮。类黄酮是一种能够有效防止动脉栓塞的物质，可以用来防治冠心病和高血压病。

人群宜忌

脂肪肝、高血压、水肿、风湿性关节炎、贫血患者以及儿童和孕妇应多吃葡萄。便秘、肥胖、脾胃虚寒者慎食。

实用小贴士

葡萄一定要清洗干净再吃。可以先将葡萄放在淡盐水中浸泡一会儿，再放入加了少许面粉或淀粉的水中清洗，可以有效洗掉脏污和农药。

选购指南

新鲜葡萄果粒饱满结实、不易脱落、颜色深、果皮光滑，外皮有一层薄霜，用手一碰就掉，白霜越厚说明品质越好。

适宜搭配

| 葡萄+枸杞 | 补血 | 葡萄+蜂蜜 | 治感冒 |
| 葡萄+粳米 | 美容养颜 | 葡萄+山药 | 补虚养身 |

火龙果葡萄泥

材料
葡萄100克，火龙果300克

做法
1. 洗好的火龙果切去头尾，切成瓣，去皮，再切成小块。
2. 取榨汁机，选择搅拌刀座组合，倒入备好的火龙果、葡萄，盖上盖，选择"榨汁"功能，榨成果泥。
3. 断电后将果泥倒入杯中即可。

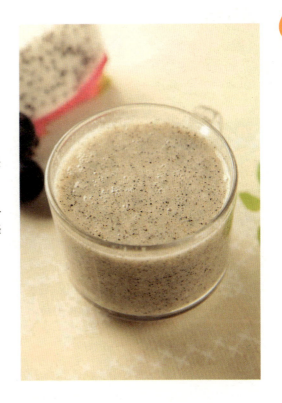

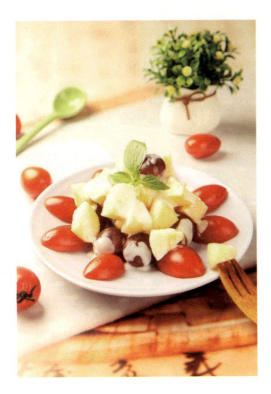

葡萄苹果沙拉

材料
葡萄80克，去皮苹果150克，圣女果40克，酸奶50毫升

做法
1. 洗净的圣女果对半切开；洗好的葡萄摘取下来；苹果切开，削去外皮，去籽，切成丁。
2. 取一盘，摆放上圣女果、葡萄、苹果，浇上酸奶即可。

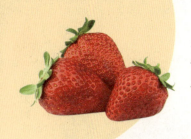

草莓

性味归经

性凉，味甘、酸。归肺、脾经。

食疗功效

草莓具有生津润肺、养血润燥的功效。草莓含有丰富的维生素C，具有明显的降血脂及预防动脉硬化和其他血管疾病的作用，对心脏病有很好的食疗功效。草莓还有健脾、解酒的功效，可以用于干咳无痰、烦热干渴、积食腹胀、小便浊痛、醉酒等。草莓中含有一种胺类物质，对白血病、再生障碍性贫血等血液病也有辅助治疗作用。

人群宜忌

草莓适宜风热咳嗽、咽喉肿痛、声音嘶哑、夏季烦热口干者以及喉癌、维生素C缺乏症、动脉硬化、脑出血患者食用。肺寒腹泻者慎食草莓。

实用小贴士

❶ 草莓最好在应季的时候吃，反季节的草莓虽然看起来很鲜艳，但是味道不佳。
❷ 食用前先将草莓洗干净，然后再择除蒂，以免造成二次污染。

选购指南

如果草莓的体积大而且形状奇异，不宜选购，有可能是用激素催生出来的产品。品质较好的草莓形状比较小，呈比较规则的圆锥形，颜色均匀，色泽红亮。

适宜搭配

| 草莓+红糖 | 利咽润肺 | 草莓+蜂蜜 | 补虚养血 |
| 草莓+冰糖 | 解渴除烦 | 草莓+山楂 | 消食减肥 |

草莓燕麦片

🥕 材料

燕麦片200克，草莓30克

🍲 做法

1. 洗净的草莓切片。
2. 砂锅中注水烧开，倒入燕麦片。
3. 加盖，大火煮3分钟至熟。
4. 继续焖煮片刻至食材熟软。
5. 揭盖，将燕麦片盛入碗中，放上切好的草莓片即可。

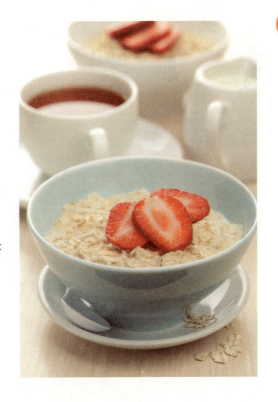

草莓桑葚果汁

🥕 材料

草莓100克，桑葚30克，柠檬30克，蜂蜜20克

🍲 做法

1. 洗净去蒂的草莓对半切开，待用。
2. 取出榨汁机，倒入草莓、桑葚，再挤入柠檬汁，倒入少许清水，盖上盖，榨取果汁。
3. 将榨好的果汁倒入杯中，再淋上备好的蜂蜜即可。

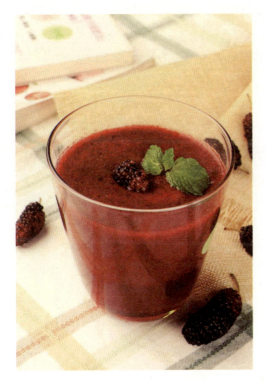

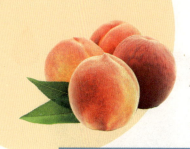

桃子

性味归经

性温，味甘、酸。归肝、大肠经。

食疗功效

桃子具有补心、生津之功效，含较多的有机酸和纤维素，能促进消化液的分泌，增加胃肠蠕动，增加食欲，有助于消化。桃子还含有人体所必需的多种无机盐，有维持细胞活力所必需的钾和钠，有骨骼必需的钙和磷，有保持血色素正常所必需的铁。

人群宜忌

低血钾和缺铁性贫血者，肺病、肝病、水肿患者，消化力弱者可以经常食用。但内热生疮、毛囊炎、痈疖和面部痤疮、糖尿病患者不宜多食。

实用小贴士

桃子表面有一层茸毛，食用前应放入水中浸泡，再用小刷子将茸毛刷净。

选购指南

桃子以果实体型大、形状端正、外表无虫蛀斑点、色泽鲜艳者为好。顶端和向阳面微微红色，手感不过硬或过软者为优选。

适宜搭配

桃子+牛奶	滋养皮肤	桃子+莴笋	营养丰富
桃子+苹果	安神助眠	桃子+胡萝卜	保护视力

桃子思慕雪

🍜 材料

桃子2个，冷冻香蕉块50克，牛奶适量

🍲 做法

1. 桃子洗净去皮，去核，切成小块，
   待用。
2. 取榨汁机，放入桃子块、冷冻香蕉
   块、牛奶，搅打成汁（思慕雪）。
3. 断电后将搅打好的思慕雪倒入杯中
   即可。

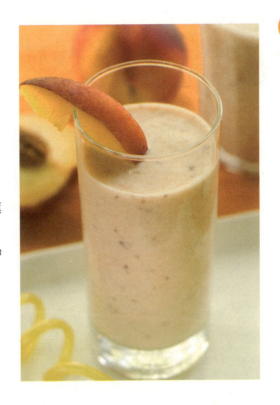

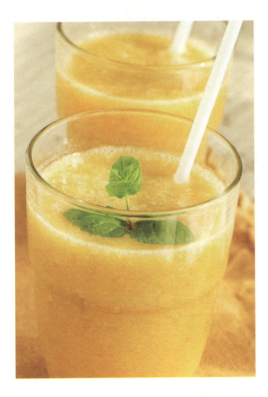

桃子芒果汁

🍜 材料

桃子1个，芒果1个

🍲 做法

1. 桃子洗净去皮，去核，切成小块，待用。
2. 芒果去皮，去核，切成小块，待用。
3. 取榨汁机，放入桃子块、芒果块，倒
   入适量凉开水，搅打成汁。
4. 断电后将果汁倒入杯中即可。

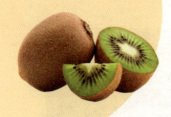

猕猴桃

性味归经

性寒，味甘、酸。归胃、肾经。

食疗功效

猕猴桃具有生津解热、调中下气、止渴利尿、滋补强身之功效。猕猴桃含有硫醇蛋白的水解酶和超氧化物歧化酶，具有养颜、提高免疫力、抗癌、抗衰老、抗肿消炎的功能。猕猴桃中所含有的血清促进素具有稳定情绪的作用；所含有的膳食纤维不仅能够降低胆固醇，而且可以帮助消化，防止便秘，清除体内有害代谢物。

人群宜忌

乳腺癌、高血压病、冠心病、肝炎、关节炎、尿道结石患者，以及食欲不振者可以经常食用。但脾胃虚寒及腹泻便溏者、糖尿病患者不宜多食。

实用小贴士

猕猴桃果皮上有一层茸毛，食用前应用刷子将茸毛刷净，用清水冲净，再剥去果皮。

选购指南

从外观上来看，宜选大小均匀、体型饱满的，头尖尖的猕猴桃一般激素用得要少一些。从颜色上来看，建议挑选果皮呈黄褐色、有光泽的，同时果皮上的毛不容易脱落为好。

适宜搭配

猕猴桃+蜂蜜	清热生津	猕猴桃+生姜	清热和胃
猕猴桃+薏米	抑制癌细胞	猕猴桃+橙子	预防关节磨损

猕猴桃秋葵豆饮

🥣 材料
去皮猕猴桃80克，秋葵50克，豆浆100
毫升

🍜 做法
1. 洗净的秋葵切去柄，切块；洗净去皮
   的猕猴桃切块，待用。
2. 将秋葵块和猕猴桃块倒入榨汁机中，
   倒入豆浆，盖上盖，启动榨汁机，榨
   15秒成豆浆汁。
3. 断电后揭开盖，将猕猴秋葵豆饮倒入
   杯中即可。

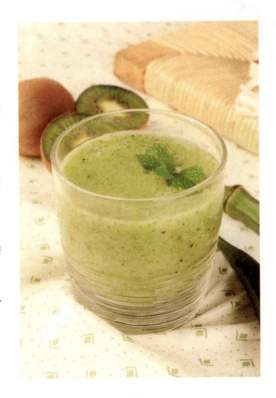

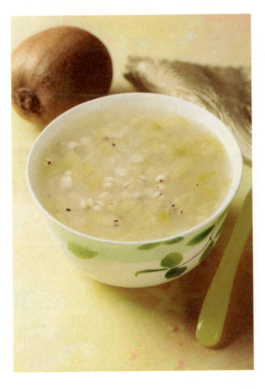

猕猴桃薏米粥

🥣 材料
水发薏米220克，猕猴桃40克，冰糖适量

🍜 做法
1. 洗净的猕猴桃削去果皮，切开，去除
   硬芯，切成片，再切成碎末，备用。
2. 砂锅中注入适量清水烧开，倒入洗净
   的薏米，拌匀，盖上锅盖，煮开后用
   小火煮1小时至薏米熟软。
3. 揭开锅盖，倒入猕猴桃末，加入冰
   糖，搅拌均匀，煮2分钟至冰糖完全溶
   化，关火后盛出煮好的粥，装入碗中
   即可。

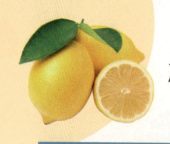

柠檬

● 性味归经

性平，味甘、酸。归肺、胃经。

● 食疗功效

柠檬具有生津祛暑、化痰止咳、健脾消食之功效，可用于暑天烦渴、孕妇食少、胎动不安、高脂血症等。柠檬富含维生素C，对于预防癌症和一般感冒都有帮助，还可用于治疗维生素C缺乏症。

● 人群宜忌

口干烦渴、消化不良、维生素C缺乏者及肾结石、高血压、心肌梗死患者适宜食用。牙痛者、糖尿病病人、胃及十二指肠溃疡或胃酸过多患者不宜多食。

● 实用小贴士

柠檬食用前先放入清水中浸泡一会儿，食用时要连皮一起用。

● 选购指南

柠檬要挑选果皮光滑、没有裂痕、没有虫眼的。如果有裂口、虫眼等，说明品质不佳。在挑选的时候可以看看两端的果蒂部分，如果果蒂是绿色的，说明比较新鲜。

● 适宜搭配

柠檬+马蹄	生津解渴	柠檬+牛奶	清热消炎
柠檬+鸡肉	促进食欲	柠檬+山楂	健胃消食

柠檬蔬菜汁

🍲 材料

香蕉100克，柠檬半个，莴笋50克，菠菜50克，蜂蜜适量

🍵 做法

1. 香蕉去皮取果肉，切成小块装入盘中；柠檬去皮切成薄片；莴笋去皮，切成小块，入沸水锅中焯熟。
2. 榨汁机中倒入适量冷开水，将材料一同放入榨汁机中榨成汁，依据个人口味加适量蜂蜜即可食用。

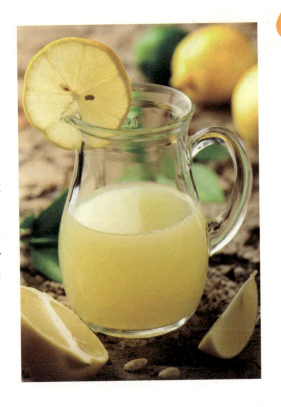

柠檬姜茶

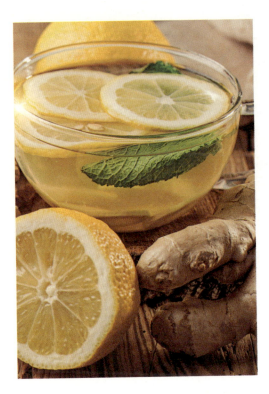

🍲 材料

柠檬70克，生姜30克，薄荷叶少许

🍵 做法

1. 洗净去皮的生姜切片；洗净的柠檬切片，待用。
2. 汤锅置火上，倒入姜片、柠檬片，注入适量清水，盖上盖子，用中火煮3分钟，至材料析出营养成分。
3. 关火后揭盖，盛出煮好的柠檬姜茶，装入杯中，点缀上薄荷叶即可。

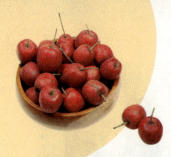

山楂

性味归经

性微温，微酸、甘。归肝、胃、大肠经。

食疗功效

山楂具有消食化积、理气散瘀、收敛止泻、杀菌等功效。山楂含大量的维生素C和酸类物质，可促进胃液分泌，增加胃消化酶类，帮助消化。山楂还有活血化瘀的功效，有助于消除局部瘀血，对跌打损伤也有辅助作用。

人群宜忌

女性月经不调或产后瘀血腹痛、恶露不尽者，急慢性肾炎患者可以经常食用。患胃及十二指肠溃疡和胃酸过多者、各种炎症患者不宜多食。

实用小贴士

清洗时要注意洗除果实表面的病菌和污物。

选购指南

挑选山楂时，以个大、皮红、肉厚、核少者为佳。果皮上如果有虫眼或裂口，则不宜购买。山楂的颜色如果是亮红的说明果肉比较新鲜，颜色越暗表示存放的时间越长，越不新鲜。

适宜搭配

| 山楂+芹菜 | 补血、消食 | 山楂+鸡肉 | 促进蛋白质的吸收 |
| 山楂+兔肉 | 补益气血 | 山楂+排骨 | 祛斑消瘀 |

山楂藕片汤

🍊 材料

莲藕150克，山楂95克，冰糖30克

🍲 做法

1. 将洗净去皮的莲藕切成片；洗好的山楂切开，去除果核，再把果肉切成小块，备用。
2. 砂锅中注水烧开，放入藕片，倒入山楂，煮沸后用小火炖煮15分钟，至食材熟透。
3. 倒入冰糖，用大火略煮片刻，至冰糖溶入汤汁中即可。

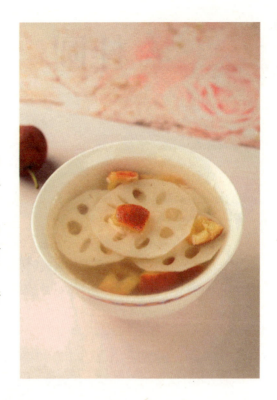

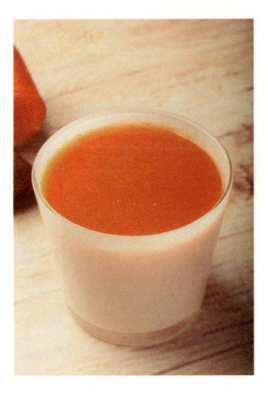

山楂果茶

🍊 材料

胡萝卜120克，鲜山楂90克，冰糖15克

🍲 做法

1. 将洗净去皮的胡萝卜切小块；洗净的山楂切开，去除果蒂和果核，改切成小块，待用。
2. 取榨汁机，选择搅拌刀座组合，倒入切好的材料，注入适量矿泉水，榨取蔬果汁，待用。
3. 砂锅置火上，倒入榨好的蔬果汁，用大火煮片刻，再放入冰糖，搅拌至冰糖完全溶化即可。

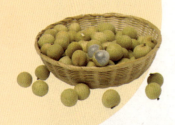

桂圆

● 性味归经

性温，味甘。归心、脾经。

● 食疗功效

桂圆含有多种营养物质，有补血安神、健脑益智、补养心脾的功效，是健脾益智的佳品，对失眠、心悸、神经衰弱、记忆力减退、贫血有较好的滋补作用，对病后需要调养及体质虚弱的人有良好的食疗作用。

● 人群宜忌

产后女性体虚乏力、营养不良引起的贫血患者可以经常食用。但痤疮、外科痈疽疔疮，以及女性盆腔炎、尿道炎、月经过多者不宜多食。

● 实用小贴士

桂圆不宜保存，建议现买现食。

● 选购指南

挑选鲜桂圆时，要选择颗粒大、外壳颜色呈黄褐色、表面光洁并且皮薄者为佳，桂圆壳要清洁，没有霉变和虫蛀。轻轻捏一捏，如果肉质软硬适中，说明桂圆新鲜水分足。

● 适宜搭配

| 桂圆+大米 | 补充元气 | 桂圆+当归 | 补血养血 |
| 桂圆+莲子 | 养心安神 | 桂圆+人参 | 提高免疫力 |

桂圆核桃茶

🥘 材料

桂圆肉15克，核桃仁30克，白糖20克

🍲 做法

1. 砂锅中注入适量清水烧开，放入备好的桂圆肉、核桃仁，盖上盖，用小火煮20分钟至食材熟透。
2. 揭开盖，放入白糖拌匀，煮至白糖溶化。
3. 关火后盛出煮好的桂圆核桃茶，装入碗中即可。

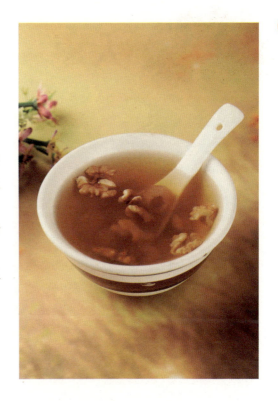

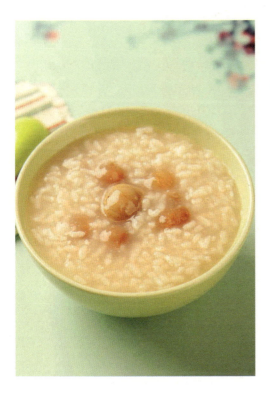

板栗桂圆粥

🥘 材料

板栗肉50克，桂圆肉15克，大米250克

🍲 做法

1. 砂锅中注入适量清水，用大火烧热，倒入备好的板栗肉、大米、桂圆肉，搅拌均匀。
2. 盖上锅盖，煮开后转小火煮40分钟至食材熟透。
3. 揭开锅盖，搅拌均匀，关火后将煮好的粥盛入碗中即可。

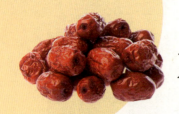

大枣

● 性味归经

性温，味甘。归脾、胃经。

● 食疗功效

大枣具有益气补血、健脾和胃、祛风之功效，对于治疗变应性紫癜、贫血、高血压和肝硬化患者的血清转氨酶增高以及预防输血反应等有辅助作用。大枣中含有抗疲劳作用的物质，能增强人的耐力。大枣还具有减轻毒性物质对肝脏损害的功能。大枣中的黄酮类化合物，有镇静降血压的作用。

● 人群宜忌

贫血头晕、肿瘤患者，以及放疗、化疗而致骨髓抑制不良反应者可以经常食用。但痰湿偏盛之人及舌苔厚腻者、糖尿病患者不宜经常食用。

● 实用小贴士

清洗大枣时，在温水中加入面粉和食盐，可以把大枣缝隙中的小泥沙吸附出来，因为面粉有吸附作用，食盐可使大枣中的泥沙加快分离出来，这样清洗起来就快捷多了。

● 选购指南

大枣并不是个头越大越好，要看大枣的饱满程度，如果大枣很大，但是干瘪，则不宜选购。

● 适宜搭配

大枣+人参	气血双补	大枣+甘草	补血润燥
大枣+大米	健脾胃、补气血	大枣+花生	增强补血效果

乌鸡大枣汤

材料

乌鸡1只，新鲜海底椰100克，大枣20克，枸杞10克，盐3克

做法

1. 乌鸡处理干净；海底椰冷冻后取出剥皮；大枣、枸杞洗净。
2. 取大炖锅，放入整只乌鸡，再放入海底椰、大枣和枸杞，加入清水，与乌鸡平齐，盖上盖，炖1.5小时，最后撒上盐调味即可。

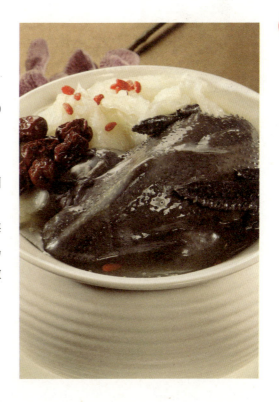

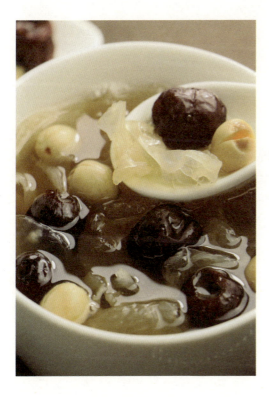

大枣银耳莲子羹

材料

水发银耳150克，水发莲子100克，大枣50克，冰糖40克，

做法

1. 银耳切去黄色根部，切成小朵；莲子去心；大枣去核，待用。
2. 砂锅中注入适量清水烧开，倒入莲子、银耳、大枣，拌匀，大火煮开后转小火煮1小时。
3. 加入冰糖，拌匀，续煮10分钟至冰糖溶化即可。

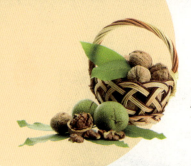

核桃

性味归经

性温，味甘。归肺、肾经。

食疗功效

核桃具有滋补肝肾、强健筋骨之功效。核桃油中的油酸、亚油酸等不饱和脂肪酸高于橄榄油，饱和脂肪酸含量极微，是预防动脉硬化、冠心病的优质食用油。核桃能润肌肤、乌须发，并有润肺强肾、降低血脂的功效，长期食用还对癌症具有一定的预防作用。

人群宜忌

腰膝酸软、气管炎、便秘、神经系统发育不良、神经衰弱、心脑血管疾病患者可以经常食用。但肺脓肿、慢性肠炎患者不宜多食。

实用小贴士

清洗核桃时，可用毛刷把核桃表面刷洗干净，这样更加卫生。

选购指南

市场上的核桃，有的颜色很白，有的颜色暗黄，还有些发黑。该如何挑选呢？核桃皮其实就是木头材质，越接近木头的颜色说明越接近食物本来面目，有些发白的核桃可能是用一些化学试剂浸泡过或做过加工处理。一般来说，个大、外形圆整、干燥、壳薄、色泽白净、表面光洁、壳纹浅而少者，品质较好。

适宜搭配

核桃+鳝鱼　降低血糖	核桃+大枣　美容养颜
核桃+薏米　补肺、补脾	核桃+黑芝麻　补肝益肾

琥珀桃仁

🥣 材料

核桃仁150克，白糖70克

🍲 做法

1. 核桃仁切块，待用。
2. 将白糖倒入锅中，用温火慢煮，让白糖化开呈金黄色。
3. 将白糖继续煮至焦糖色后加入准备好的核桃仁，续煮2分钟左右收干。
4. 将核桃仁盛入盘中待冷却后即可食用。

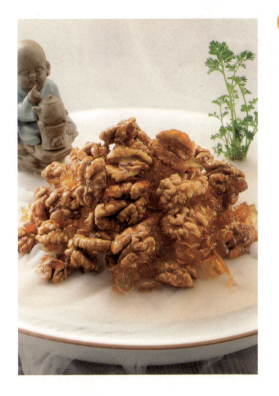

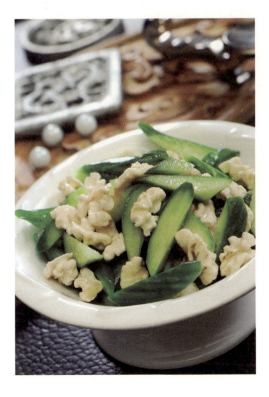

乳瓜桃仁

🥣 材料

乳瓜90克，核桃仁70克，盐3克，鸡粉3克，生抽5毫升，食用油、水淀粉各适量

🍲 做法

1. 乳瓜切块；核桃仁切块。
2. 热锅注油，倒入核桃仁炒匀，倒入乳瓜，炒至断生。
3. 加入盐、鸡粉、生抽炒匀，加入适量水淀粉勾芡。
4. 关火后将炒好的食材盛入盘中即可。

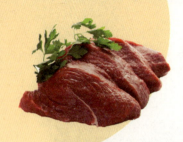

牛肉

性味归经

性平，味甘。归脾、胃经。

食疗功效

牛肉补脾胃、益气血、强筋骨，对虚损羸瘦、消渴、脾弱不运、癖积、水肿、腰膝酸软、久病体虚、面色萎黄、头晕目眩等病症有食疗作用。牛肉中所富含的锌是一种有助于合成蛋白质、能促进肌肉生长的抗氧化剂，对抗衰老、防癌具有积极意义；所含的钾对心脑血管系统、泌尿系统有着保护作用；所含的镁则可提高胰岛素合成代谢的效率，有助于辅助治疗糖尿病。

人群宜忌

高血压、冠心病、血管硬化和糖尿病患者，老年人、儿童以及身体虚弱者可以多食。但内热者，以及皮肤病、肝病、肾病患者不宜多食。

实用小贴士

❶ 取牛肉100克，洗净切块，西红柿450克，洗净切薄片，加适量油、盐、白糖同煮食用，可辅助治疗肝炎。

❷ 手术后多饮用牛肉炖汁，能促进伤口愈合。

选购指南

新鲜牛肉呈均匀的红色，脂肪洁白色或呈乳黄色，表面微干或有风干膜，触摸时不黏手，指压后的凹陷能立即恢复，无异味。

适宜搭配

牛肉+土豆	保护胃黏膜	牛肉+洋葱	补脾健胃
牛肉+鸡蛋	延缓衰老	牛肉+枸杞	养血补气

胡萝卜烩牛肉

🍳 材料
牛肉300克，胡萝卜100克，口蘑100克，盐3克，鸡粉3克，花椒少许，料酒5毫升，生抽5毫升，老抽5毫升

🍲 做法
1. 胡萝卜去皮，切成圆片；口蘑洗净，切成片；牛肉洗去血水，用高压锅压熟，切成块。
2. 把胡萝卜、牛肉、口蘑放入砂锅中，加入适量清水，加入盐、鸡粉、花椒、料酒、生抽、老抽，拌匀，煮沸后续煮20分钟即可。

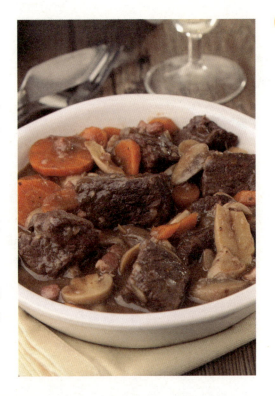

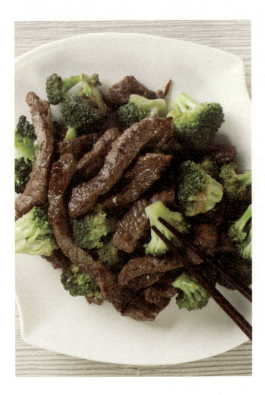

牛肉条炒西蓝花

🍳 材料
牛肉300克，西蓝花200克，蒜末适量，盐2克，生抽5毫升，料酒5毫升，胡椒粉、水淀粉、食用油各适量

🍲 做法
1. 牛肉洗净，切成条，放入碗中，加入胡椒粉、料酒及水淀粉，腌渍10分钟；西蓝花洗净切成小朵，待用。
2. 锅中注入清水烧开，放入西蓝花，煮至断生后捞出，沥干，待用。
3. 锅中注油烧热，下入蒜末，爆香，倒入牛肉，炒至转色，倒入西蓝花，炒熟，下入盐、生抽，炒匀调味即可。

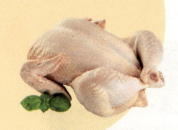

鸡肉

性味归经

性温，味甘。入脾、胃经。

食疗功效

鸡肉具有温中益气、补精填髓、益五脏、补虚损、健脾胃、强筋骨的功效。冬季多喝些鸡汤可提高免疫力，流感患者多喝鸡汤有助于缓解感冒引起的鼻塞、咳嗽等症状。鸡皮中含有大量胶原蛋白，能补充皮肤所缺少的水分和弹性，延缓皮肤衰老。

人群宜忌

体虚水肿、月经不调、白带清稀频多、神疲无力的女性可以经常食用。但热毒疖肿、高血压、高脂血症、严重皮肤疾病等患者不宜多食。

实用小贴士

鸡1只，水发冬菇20克，加入姜汁、盐等，隔水蒸熟食用，有防癌、防治心血管等疾病的功效。健康人常食之，能使皮肤光泽、面色红润。

选购指南

新鲜的鸡肉颜色是百里透红，看起来有亮度，手感比较光滑。注水的鸡特别"肥"，用手指压肉不紧、弹性大，在腿至腹部间划开可见水。被浸泡的鸡爪子呈"肥大"状，色泽淡白。

适宜搭配

| 鸡肉+枸杞 | 益五脏、益气血 | 鸡肉+人参 | 生津止渴 |
| 鸡肉+冬瓜 | 排毒养颜 | 鸡肉+板栗 | 增强造血功能 |

鸡肉沙拉

🍅 材料

鸡胸肉1块，小黄瓜50克，熟玉米粒50克，沙拉酱适量

🍲 做法

1. 鸡胸肉洗净，下入沸水锅中，煮至熟透，捞出，洗净，切成小块；小黄瓜洗净，切成条。
2. 取一大碗，放入切好的鸡胸肉、小黄瓜和熟玉米粒，挤入沙拉酱，搅拌均匀即可。

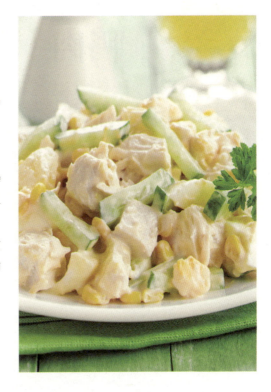

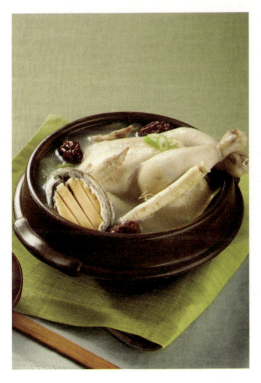

鲍鱼鸡汤

🍅 材料

鸡1只，鲍鱼（带壳）2只，人参1条，大枣5枚，大葱20克，盐2克

🍲 做法

1. 鸡处理干净，切去鸡爪；鲍鱼处理干净，刷净壳；人参、大枣洗净；大葱切成片。
2. 取一砂锅，放入鸡、鲍鱼、人参和大枣，注入适量清水，大火煮沸转小火煮1小时，至食材全部熟透。
3. 倒入大葱，撒入盐调味即可。

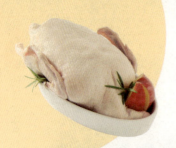

鸭肉

● 性味归经

性凉，味甘、咸。归脾、胃、肺、肾经。

● 食疗功效

鸭肉具有养胃滋阴、清肺解热、大补虚劳、利水消肿之功效，用于治疗咳嗽痰少、咽喉干燥、阴虚阳亢之头晕头痛、水肿、小便不利。鸭肉不仅脂肪含量低，且所含脂肪主要是不饱和脂肪酸，能有效保护心脏。

● 人群宜忌

虚弱、食少、女性月经少、大便秘结、糖尿病、慢性肾炎水肿等患者可以多食，但外感未清、便泻肠风者不宜多食。

● 实用小贴士

❶ 鸭肉和大米熬成粥，可以养阴补益、消水肿。
❷ 鸭子和猪脚同煮汤食用，有养阴滋补的作用，适用于四肢无力、产妇产后无乳或乳少。

● 选购指南

新鲜优质的鸭肉摸上去很结实，体表光滑，呈现乳白色，切开鸭肉后切面呈玫瑰色。

● 适宜搭配

| 鸭肉+白菜 | 促进胆固醇代谢 | 鸭肉+芥菜 | 滋阴润燥 |
| 鸭肉+山药 | 滋阴润燥 | 鸭肉+地黄 | 提供丰富的营养 |

烤鸭

🥟 材料

光鸭1只，姜丝、葱段、蜂蜜、盐、胡椒粉、料酒、生抽、老抽、蚝油、烤肉酱各适量

🍲 做法

1. 鸭子处理干净，用开水烫一下，让皮鼓起胀开；取一小碗，放入蜂蜜、料酒、生抽、老抽、蚝油、盐、胡椒粉、烤肉酱，调成汁，淋在鸭子身上，均匀涂抹，再倒入姜丝和葱段，盖上保鲜膜，放入冰箱冷藏2小时，腌渍入味。

2. 将鸭子放进预热好的烤箱，上、下火调为160℃烤40分钟，刷上蜂蜜，温度调到200℃再烤10分钟，取出装盘即可。

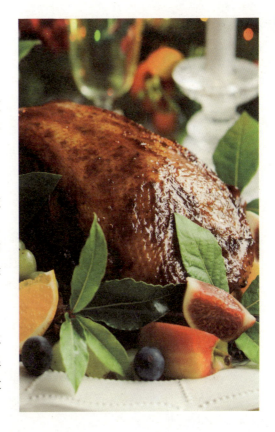

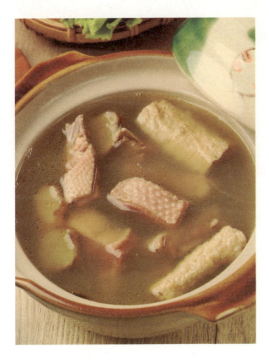

老鸭汤

🥟 材料

鸭肉块400克，姜片4片，水发豆皮100克，高汤适量，盐3克，料酒适量

🍲 做法

1. 锅中注水烧开，放入洗净的鸭肉块及料酒拌匀，煮2分钟，捞出后过冷水，盛盘备用。

2. 另起锅，注入高汤烧开，加入鸭肉、姜片，拌匀，盖上锅盖，炖3小时至食材熟透，揭开锅盖，加入泡好的豆皮，续煮片刻，最后加入盐，拌匀调味即可。

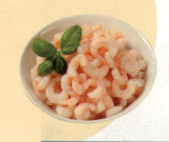

虾

• 性味归经

性温，味甘、咸。归脾、肾经。

• 食疗功效

虾具有补肾、壮阳、通乳之功效，可以治疗阳痿体倦、腰痛腿软、筋骨疼痛、失眠不寐、产后乳少以及丹毒、痈疽等症。虾所含有的微量元素硒能有效预防癌症。虾的营养价值极高，能提高人体免疫力，增强性功能，补肾壮阳，抗早衰，并对心脏有调理作用。

• 人群宜忌

小儿麻疹、中老年人缺钙所致的小腿抽筋等病症者及孕妇可以经常食用。但面部痤疮及变应性鼻炎、支气管哮喘等病症者不宜多食。

• 实用小贴士

❶ 韭菜与青虾同炒，可用于肾虚阳痿的食疗。

❷ 将虾洗净取仁，热油锅煸炒，入醋、植物油、黄酒、酱油、生姜丝稍烹。韭菜煸炒至嫩熟为度，烩入虾仁即可。经常食用，有补虚助阳的功效，适用于阳痿、不育症、不孕症的辅助治疗。

• 选购指南

新鲜的虾头尾完整，头尾与身体紧密相连，虾身较挺，有一定的弹性和弯曲度。

• 适宜搭配

| 虾+燕麦 | 护心解毒 | 虾+丝瓜 | 润肺、补肾、美肤 |
| 虾+枸杞 | 补肾壮阳 | 虾+燕麦 | 促进牛磺酸的合成 |

海鲜烩

🍚 材料

基围虾300克，花蛤300克，猪肉200克，西红柿1个，香菜适量，盐2克，料酒、生抽、鸡粉、番茄酱、食用油、香油各适量

🍲 做法

1. 基围虾去虾线，洗净；花蛤放入水中，滴入香油，使其吐净沙子；猪肉、西红柿切小块；香菜切末。
2. 锅中注油烧热，倒入西红柿，炒匀，压碎，挤入番茄酱，让汤汁浓稠，倒入适量清水，下入基围虾、花蛤、猪肉块，倒入料酒、生抽，焖煮5分钟，加入盐、鸡粉、香菜末，炒匀调味即可。

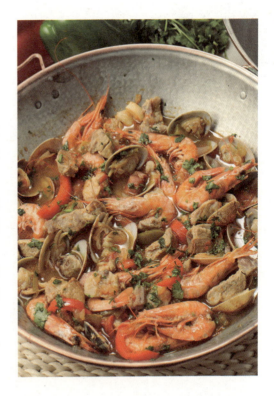

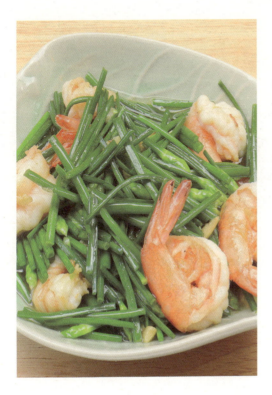

韭菜花炒虾仁

🍚 材料

韭菜花100克，虾仁8个，盐2克，鸡粉2克，料酒5毫升，食用油适量

🍲 做法

1. 韭菜花洗净，切成段；虾去除头部，去皮，切开虾仁背部，去除虾线，放入碗中，下入1克盐、料酒拌匀，去除腥味。
2. 锅中注油烧热，下入虾仁，炒至变色，倒入韭菜花，翻炒均匀，再下入1克盐、鸡粉，炒至食材入味即可。

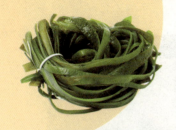

海带

● 性味归经

性寒，味咸。归肝、胃、肾经。

● 食疗功效

海带能化痰、软坚、清热、降血压，能防治夜盲症，维持甲状腺正常功能，还能抑制乳腺癌的发生。另外，海带热量非常低，对于预防肥胖症颇有益；海带胶质能促使体内的放射性物质随同大便排出体外，从而减少放射性物质在人体内的积聚，也降低了放射性疾病的发生概率。常食海带可令秀发润泽乌黑。

● 人群宜忌

高血压、冠心病、动脉粥样硬化、急性肾衰竭、脑水肿患者可以经常食用。但孕妇、甲状腺功能亢进患者不宜多食。

● 实用小贴士

❶ 海带30克，烤焦后研末，加冰片5克混匀，用香油调敷于患处，治口腔溃疡。

❷ 鲜海带直接用清水清洗即可，若是干货，则需浸泡，洗去杂质的同时减少盐分含量，可以采用这两种方式：一是淘米水清洗法，二是毛刷清洗法。

● 选购指南

选购海带时，要注意以下几个方面：正常的海带应该是黄褐色的，用手很容易就撕破了，闻起来海鲜味很浓。海带经加工捆绑后，以无杂质、整洁干净、无霉变的为合格品。

● 适宜搭配

| 海带+猪肉 | 除湿 | 海带+冬瓜 | 降血压、降血脂 |
| 海带+虾 | 补钙、防癌 | 海带+豆腐 | 补碘 |

海带粥

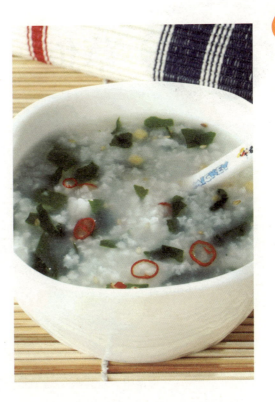

材料

海带80克，水发大米150克，花生仁10克，白芝麻5克，红椒10克，盐2克，鸡粉2克

做法

1. 洗好的海带切条，改剁成碎；红椒洗净去籽，切成圈。
2. 砂锅中注入适量清水烧开，倒入洗净的大米，拌匀，用小火煮30分钟至大米熟软。
3. 倒入海带，搅拌匀，再放入花生仁、白芝麻、红椒圈，煮5分钟，最后加入盐、鸡粉，拌匀调味即可。

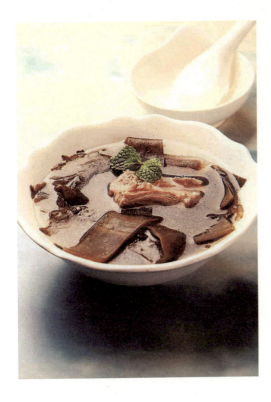

海带排骨汤

材料

排骨260克，水发海带100克，姜片4克，盐3克，鸡粉2克，料酒5毫升

做法

1. 泡好的海带切小块；排骨倒入沸水锅中，余煮一会儿至去除血水和脏污，捞出沥干水分，装碗。
2. 取出电饭锅，打开盖，通电后倒入排骨、海带，加入料酒、姜片，倒入适量清水至没过食材，搅拌均匀，盖上盖，煮90分钟至食材熟软。
3. 打开盖，加入盐、鸡粉搅匀调味，断电后将煮好的汤装盘即可。

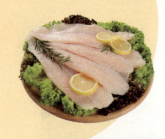

草鱼

● 性味归经

性温，味甘。归肝、胃经。

● 食疗功效

草鱼具有暖胃、平肝、祛风、活痹、截疟、降压、祛痰及轻度镇咳等功效，是温中补虚的养生食物。草鱼含有丰富的不饱和脂肪酸，对血液循环有利，是心脑血管疾病患者的良好食物。此外，草鱼对增强体质、延缓衰老有食疗作用。而且，多吃草鱼还可以预防乳腺癌。

● 人群宜忌

一般人均可食用，尤其适合冠心病、高血压、高脂血症患者。肺结核、风湿头痛患者以及气虚者不宜食用。

● 实用小贴士

❶ 草鱼和大蒜煮食，可用于脚气病的食疗。
❷ 草鱼加葱或香菜煮食，可用于风虚头痛。

● 选购指南

新鲜草鱼体光滑、整洁，无病斑，无鱼鳞脱落，眼睛略凸，眼球黑白分明，鳃色鲜红。买草鱼一般挑选体型较大的为好，大一点儿的草鱼肉质比较紧密，较小的草鱼肉质太软，口感不佳。

● 适宜搭配

| 草鱼+豆腐 | 提高免疫力 | 草鱼+冬瓜 | 祛风、清热平肝 |
| 草鱼+黑木耳 | 补虚利尿 | 草鱼+鸡蛋 | 温补强身 |

西红柿鱼块汤

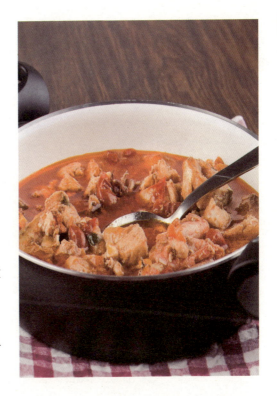

材料

草鱼肉200克，西红柿1个，洋葱半个，姜丝适量，盐2克，料酒5毫升，生抽、番茄酱、鸡粉、白糖、食用油各适量

做法

1. 草鱼肉洗净，切成块，加入少许盐、料酒，拌匀去腥；西红柿洗净去蒂，切成小块；洋葱洗净，切成小块。
2. 锅中注油烧热，倒入西红柿，炒至微软出汁，再倒入适量清水炖煮成汤，倒入草鱼块、姜丝、洋葱、番茄酱、生抽、白糖，炖煮至食材熟软，加入盐、鸡粉，拌匀调味即可。

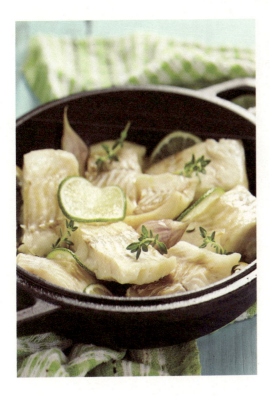

砂锅柠檬烤鱼块

材料

草鱼肉500克，柠檬1个，百里香适量，红蒜头4瓣，盐2克，料酒少许，黑胡椒粉2克，橄榄油、高汤各适量

做法

1. 草鱼肉洗净，切块，放入碗中，下入盐、料酒、黑胡椒粉、橄榄油，充分拌匀；柠檬洗净，切成薄片；红蒜头洗净；百里香洗净。
2. 取一烤盘，放入鱼块、柠檬片、红蒜头、百里香，放入预热好的烤箱中，上、下火150℃，烤10分钟，取出食材移至砂锅中，倒入高汤，续煮5分钟即可。

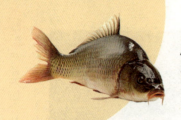

鲤鱼

性味归经

性平，味甘。入脾、肾、肺经。

食疗功效

鲤鱼具有健胃、滋补、催乳、利水之功效。常吃鲤鱼，可健脾益肾、止咳平喘。鲤鱼的脂肪主要是不饱和脂肪酸，有促进大脑发育的作用，还能很好地降低低密度脂蛋白胆固醇，对心脑血管疾病有较好的食疗作用。此外，食用鲤鱼的眼睛，有黑发、悦颜、明目的功效。

人群宜忌

一般人均可食用，尤其适合食欲低下、胎动不安者。但血栓闭塞性脉管炎、皮肤湿疹等病症者不宜多食，老年人应该小心鱼刺。

实用小贴士

❶ 鲤鱼和川贝末少许，煮汤服用，辅助治疗咳嗽气喘。

❷ 大鲤鱼1条去鳞，泥裹炮熟，去鱼刺研末，同糯米煮粥，空腹吃，每日1次，治咳嗽气喘。

选购指南

新鲜鲤鱼体光滑、整洁，无病斑，无鱼鳞脱落，眼睛略凸，眼球黑白分明，鳃色鲜红，腹部没有变软、破损，并且肉质坚实而有弹性，手指压后凹陷能立即恢复。

适宜搭配

| 鲤鱼+米醋 | 除湿消肿 | 鲤鱼+香菇 | 营养丰富 |
| 鲤鱼+花生 | 促进营养吸收 | 鲤鱼+白菜 | 治水肿 |

炸鲤鱼块

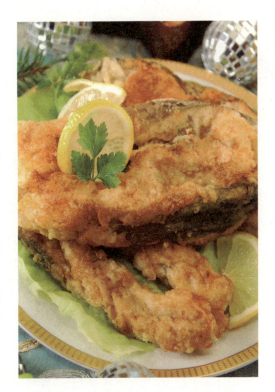

🍲 材料

鲤鱼500克，柠檬1个，生菜叶3片，香菜叶适量，鸡蛋清20毫升，料酒5毫升，面粉适量，盐2克，胡椒粉2克，食用油适量

🍚 做法

1. 鲤鱼洗净切块，加料酒、盐、胡椒粉腌渍入味；柠檬洗净，切成片；生菜洗净，铺在碟子上；香菜叶洗净。
2. 鲤鱼段沾上蛋清，再裹上一层干面粉，放入油锅中炸至两面金黄，捞出，放入铺有生菜的盘子里，再放上柠檬片和香菜即可。

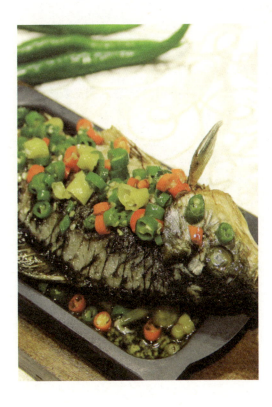

铁板辣鱼

🍲 材料

鲤鱼1条，朝天椒10克，细长青辣椒50克，泡椒20克，盐2克，料酒5毫升，生抽5毫升，食用油适量

🍚 做法

1. 将鲤鱼处理干净后，倒入盐、料酒、生抽，腌渍10分钟至入味。
2. 朝天椒、细长青辣椒、泡椒分别切小段，待用。
3. 锅中注入食用油烧热，放入鲤鱼，煎至两面金黄，移至铁板上，撒上朝天椒、青辣椒和泡椒，再加热至熟即可。

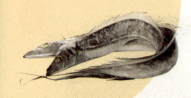

带鱼

● 性味归经

性温，味甘。归肝、脾经。

● 食疗功效

带鱼具有暖胃、泽肤、补气、养血以及强心补肾、舒筋活血、消炎化痰、止泻、消除疲劳、提精养神之功效。带鱼可以降低血压和血脂，对心脑血管系统有很好的保护作用，有利于预防高血压、心肌梗死等心血管疾病。常吃带鱼还有养肝补血、泽肤、养发、健美的功效。

● 人群宜忌

血虚头晕、营养不良及皮肤干燥者可以经常食用，但有疥疮、湿疹、红斑狼疮等皮肤病，皮肤过敏的患者不宜多吃。

● 实用小贴士

❶ 把带鱼蒸熟后取上层的油食用，可以缓解肝炎带来的不适。
❷ 鲜带鱼250克，木瓜250～500克（削皮挖瓤，切块），同煮汤，用盐调味食用，有养阴、补虚、通乳作用，适用于妇女产后乳汁缺乏。

● 选购指南

品质好的带鱼眼球凸起、黑白分明，鱼体洁净，没有脏物。如果眼球下陷，眼球上有一层白蒙说明品质较差。

● 适宜搭配

| 带鱼+豆腐 | 营养全面 |
| 带鱼+木瓜 | 补气养血 |

| 带鱼+苦瓜 | 保护肝脏 |
| 带鱼+香菇 | 促进消化 |

炸带鱼

🥡 材料

带鱼1条，盐2克，料酒10毫升，椒盐5克，面粉、食用油各适量

🍲 做法

1. 带鱼洗净，切成段，用纸巾把水吸干，放入碗中，倒入料酒、盐、椒盐，腌渍入味。
2. 面粉加入适量清水，调成面粉糊，腌制好的带鱼均匀地沾上面粉糊。
3. 锅里注入食用油，烧热，倒入带鱼，炸一会儿，翻面，炸至两面金黄，盛出即可。

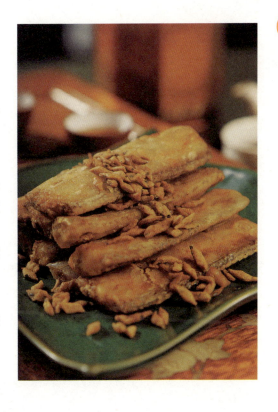

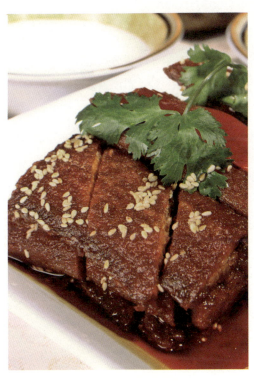

红烧带鱼

🥡 材料

带鱼1条，姜片、蒜片、葱段各适量，盐3克，料酒10毫升，生抽5毫升，老抽、白糖、白芝麻、水淀粉、食用油各适量

🍲 做法

1. 带鱼洗净切段，用纸巾把水吸干，倒入热油锅中，煎到两面金黄，盛出。
2. 另起油锅，放入葱、姜、蒜、爆香，放入带鱼，炒匀，放入料酒、生抽、老抽，焖一会儿，再放入白糖和盐，翻炒匀，加入适量清水，与带鱼平齐，稍煮片刻，下入水淀粉，开大火浓缩汤汁，盛盘，撒上白芝麻即可。

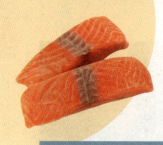

三文鱼

性味归经

性平，味甘。归肝经。

食疗功效

三文鱼中含有丰富的不饱和脂肪酸，能有效提升高密度脂蛋白胆固醇、降低血脂和低密度脂蛋白胆固醇，防治心血管疾病。所含的Ω-3脂肪酸更是脑部、视网膜及神经系统所必不可少的物质。三文鱼中还富含维生素D，能促进人体对钙的吸收利用，有助于生长发育。

人群宜忌

心血管疾病、贫血、感冒患者可以多食。但过敏体质、痛风、高血压患者不宜多食。

实用小贴士

❶ 三文鱼身上有一些寄生的虫或者细菌，因此食用三文鱼时要充分煮熟或煎熟。

❷ 如果想生食三文鱼，最好选择新鲜的鱼，并搭配姜、蒜、料酒等有杀菌功效的作料。

选购指南

新鲜的三文鱼肉有光泽，有弹性，颜色是鲜明的橘红色。三文鱼的颜色和其营养价值成正比，颜色越深，价值越高，也越新鲜。

适宜搭配

三文鱼+菠菜	润肤、明目	三文鱼+芥末	降低血脂
三文鱼+芦笋	预防糖尿病	三文鱼+西蓝花	抗衰老，防止皮肤干燥

三文鱼沙拉

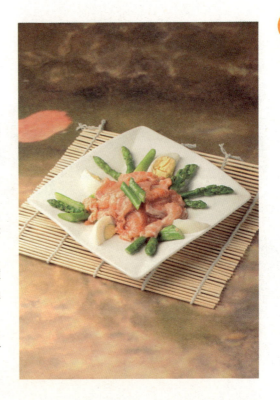

🥘 材料
三文鱼90克，芦笋100克，熟鸡蛋1个，柠檬80克，盐3克，黑胡椒粒、橄榄油各适量

🍲 做法
1. 洗好的芦笋去皮切段，焯水至断生，捞出；煮熟的鸡蛋去壳，切成块；处理好的三文鱼切片。
2. 取一碗，倒入三文鱼，挤入少许柠檬汁，加入黑胡椒粒、盐、橄榄油，拌至食材入味。
3. 将芦笋摆入盘中，放入鸡蛋，再放入拌好的三文鱼即可。

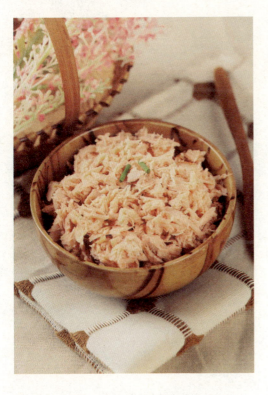

三文鱼泥

🥘 材料
三文鱼肉120克，盐少许

🍲 做法
1. 蒸锅注水烧开，放入处理好的三文鱼肉，盖上盖，用中火蒸15分钟至熟，揭开锅盖，取出三文鱼，放凉，待用。
2. 取一个干净的大碗，放入三文鱼肉，压成泥状，加入少许盐，拌匀至其入味，另取一个干净的小碗，盛入拌好的三文鱼即可。

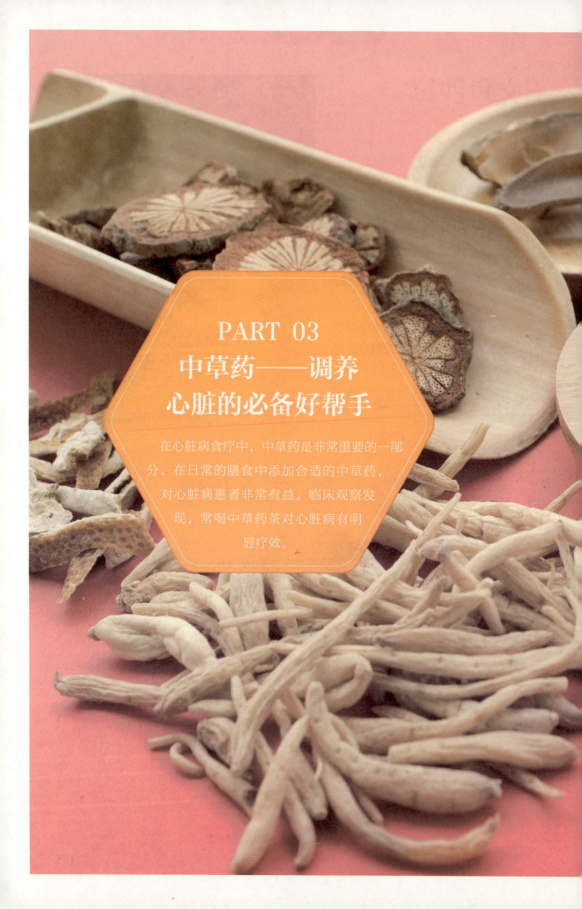

PART 03
中草药——调养
心脏的必备好帮手

在心脏病食疗中，中草药是非常重要的一部
分。在日常的膳食中添加合适的中草药，
对心脏病患者非常有益。临床观察发
现，常喝中草药茶对心脏病有明
显疗效。

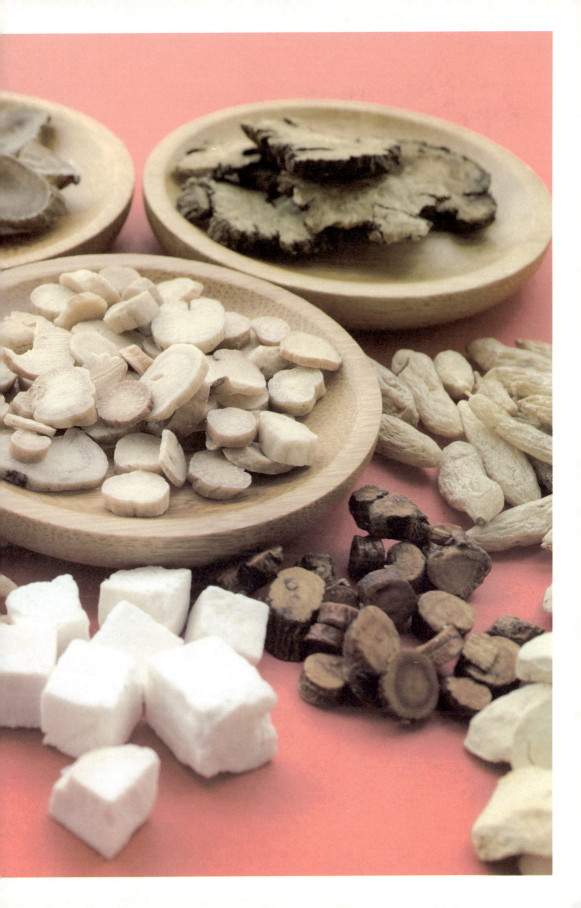

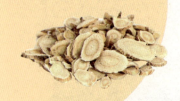

黄芪

● 别名

北芪、北蓍、黄耆、黄蓍

主 要 成 分

黄酮、皂苷、多种氨基酸

● 性味归经

性微温，味甘。归脾、肺经。

● 功效主治

黄芪有很好的强心作用，可扩张冠状动脉，增加心肌营养性血流量，提高人体的抗氧化能力，从而减轻各种原因产生的氧自由基对心肌的损伤。黄芪还可明显提高冠心病患者红细胞钠泵的功能，使细胞内钠浓度降低。

● 选购保存

黄芪以根条干燥粗长、皱纹少、质地坚而绵、断面黄白色、粉性足、味甜者为佳。置通风干燥处保存，防潮，防蛀。

● 保健指南

❶ 益气活血，理气化痰：生黄芪30克，郁金、党参各15克，青皮12克，太子参、菖蒲、丝瓜络各10克，大枣10枚。水煎服，每日1剂，早晚分服。

❷ 补气益血，活血通络，用于治疗冠心病日久气阴两虚：黄芪30克，党参、丹参各20克，当归、红花各15克，川芎10克。水煎服，每日1剂，分2~3次服用。

● 使用宜忌

煎服常用量9~30克，大剂量30~60克。凡表实邪盛，内有积滞，阴虚阳亢，疮疡阳证、实证等均不宜使用。

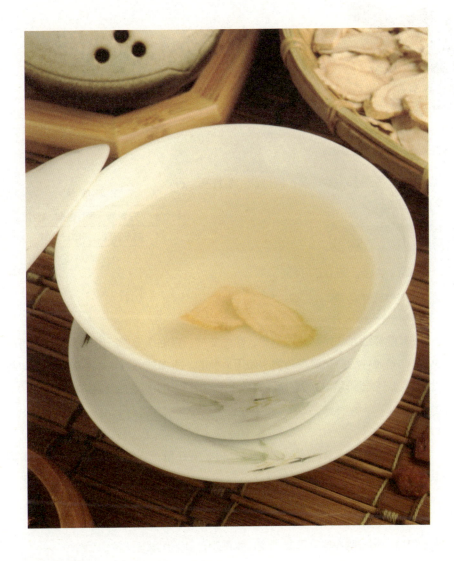

黄芪大枣茶

🍲 材料

黄芪3~5片，大枣3枚

🍚 做法

1. 大枣洗干净后去核；黄芪洗干净。

2. 黄芪与大枣一同放入锅中，加清水浸泡20～30分钟。

3. 点火待水煮开后，转小火煮20分钟即可。

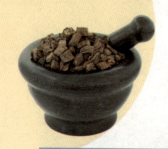

丹参

• 别名

赤参，紫丹参，炒丹参，酒丹参，醋丹参，丹参炭，鳖血丹参

主 要 成 分

丹参酮、异丹参酮、隐丹参酮、异隐丹参酮

• 性味归经

性凉，味苦。归心、肝经。

• 功效主治

丹参能够活血祛瘀、凉血消痈、除烦安神，在临床上广泛用于治疗冠心病和心绞痛，是各种活血化瘀类药物中使用最多的。丹参能够减少血小板聚集，抑制血栓形成，还能解除微血管痉挛。临床上常应用于冠心病心血瘀阻。

• 选购保存

丹参以条粗壮、无芦头、无须根、表面紫红色、皮细、肉质饱满、质软柔润、味甜微苦者为佳。置干燥处保存。

• 保健指南

❶ 治疗冠心病、脑血栓：丹参20克。水煎服，以茶代饮。

❷ 行气止痛，活血祛瘀，主治瘀血痹阻，症见心胸疼痛较剧烈，如刺如绞，痛有定处，甚则心痛彻背、背痛彻心或痛引肩背，伴有胸闷，日久不愈：丹参30克，檀香、砂仁各6克。水煎服，每日1剂，早晚分服。

❸ 滋肾益脑，益气活血，适用于气血亏虚兼血瘀型冠心病：丹参、何首乌、枸杞子各30克，山药、黄芪各15克，党参12克，当归9克。水煎服，每日1剂。

• 使用宜忌

常用量10~15克。活血化瘀宜酒炙用。不宜与藜芦同用。

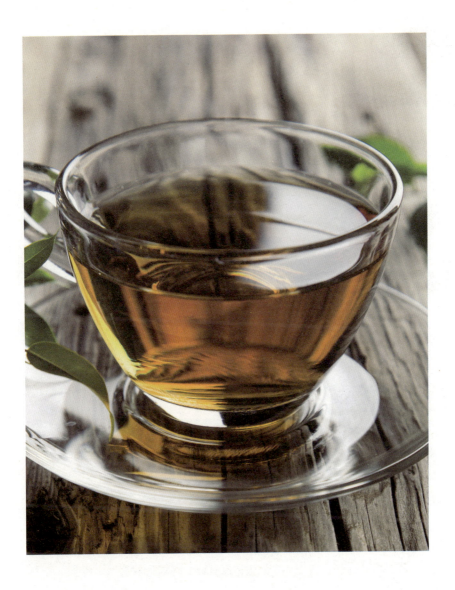

丹参枣仁茶

🍅 材料

酸枣仁5克，丹参3克，花茶1克

🍲 做法

1.将酸枣仁、丹参分别洗净。

2.将酸枣仁、丹参放入砂锅中，添适量清水煎煮，滤取药汁冲泡花茶饮用。

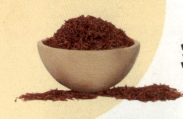

红花

别名

草红花、红蓝花、刺红花

主要成分

红花苷、新红花苷

性味归经

性温，味辛。归心、肝经。

功效主治

红花的主要有效成分是红花黄色素，有强心的作用，可以降低心肌耗氧量、缩小心肌梗死的范围。红花有一定的血管扩张作用，可以降低外周血管阻力。临床上针对心血瘀阻，常配伍使用川芎、红花类药物以通经活血。

选购保存

红花以花片长、色鲜红、质柔软者为佳。置于阴凉干燥处保存。

保健指南

❶ 活血化瘀，消肿止痛：红花20克，三七15克，白酒500毫升。将红花、三七浸入酒中，密封储存，15日后即成。每服取10~80毫升，每日1~2次。

❷ 补气益血，用于治疗冠心病日久气阴两虚：黄芪30克，党参、丹参各20克，当归、红花各15克，川芎10克。水煎服，每日1剂，分2~3次服用。

❸ 通阳化痰，开胸理气，活血化瘀，主治胸痹：鸡血藤、全瓜蒌各24克，薤白18克，当归、丹参、党参、延胡索各12克，红花、郁金各9克。水煎服，每日1剂，早晚分服。

使用宜忌

常用量3~9克。煎服。孕妇慎用，有出血倾向者不宜多用。

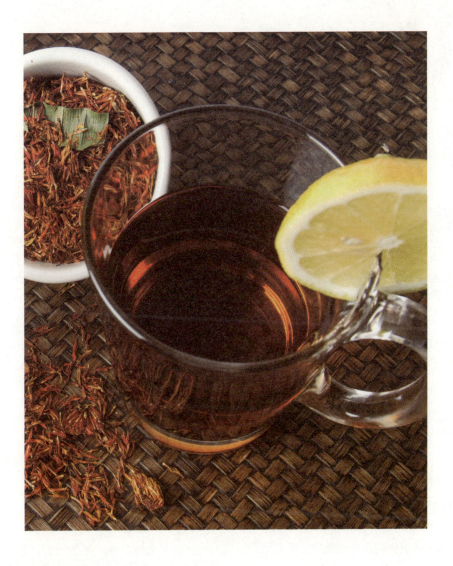

红花茶

材料

红花10朵，冰糖15克

做法

1. 将红花放入壶中，加适量水煎煮。

2. 当水煮至原来的2/3时，转小火再焖一会儿。

3. 关火，加入冰糖，搅拌至冰糖溶化后即可。

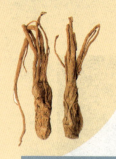

当归

别名

干归、秦归、马尾归、云归、西当归、金当归

主 要 成 分

挥发油、水溶性成分

性味归经

性温，味甘、辛。归心、肝、脾经。

功效主治

当归具有降低血小板聚集和抗血栓的功效，可以对抗心肌缺血，显著增加冠状动脉血流量，降低心肌耗氧量。当归有助于改善血液循环，并能够扩张外周血管，降低血压。此外，当归具有养血补血的功效，临床上在心脾两虚的冠心病中配伍使用，以达到补血养心的功效。

选购保存

当归以主根大、身长、支根少、外皮黄棕色、断面黄白色、气味清香浓厚者为佳。置于阴凉干燥处保存。

保健指南

❶ 通阳化痰，开胸理气，活血化瘀，主治胸痹：鸡血藤、全瓜蒌各24克，薤白18克，当归、丹参、党参、延胡索各12克，红花、广郁金各9克。水煎服，每日1剂，早晚分服。

❷ 益气活血，逐瘀通络：黄芪30克，当归、白芍各15克，桃仁10克，生地15克，川芎、丹皮、桂枝、茯苓各10克。水煎服，每日1剂，分2次服用。

使用宜忌

煎服常用量6~12克。一般生用，为加强活血则以酒炒为佳。归身补血，归尾活血，全归和血。

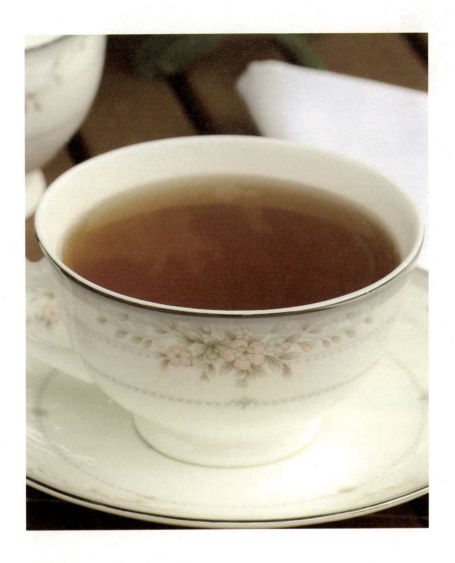

当归补血茶

材料

红茶2克，当归10~15克

做法

1. 当归洗净，备用。

2. 将当归与红茶一同放入杯中，杯内加入适量沸水冲泡。

3. 加上盖闷5分钟即可。

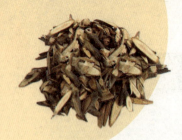

桂枝

别名

柳桂、玉树

性味归经

性温，味辛、甘；归心、肺、膀胱经。

功效主治

桂枝能够发汗解肌、温经通脉。桂枝有抗菌、抗病毒、利尿、解热、镇痛的功效，能够扩张血管、调节血液循环，适合心肌梗死患者服用。桂枝中的有效成分主要是桂皮油中的桂皮醛和桂皮乙酸酯。

选购保存

桂枝以幼嫩、棕红色、气香者为佳。置于阴凉干燥处保存。

保健指南

❶ 温阳益气，活血通络，适用于心阳亏虚、心脉痹阻所致冠心病者：甘草30克，桂枝10克，太子参15克，麦冬15克，五味子15克，丹参15克，瓜蒌15克，薤白10克。水煎服，每日1剂。

❷ 活血祛瘀，益气养阴，适合冠心病、心肌炎所致心悸、心慌、心绞痛、胸闷气短等病症：人参10克，麦冬10克，五味子10克，瓜蒌20克，薤白15克，枳实20克，桂枝10克，丹参20克，石菖蒲10克，三七粉3克，水蛭3克，炒枣仁30克。上述药材共煎煮，浓缩提取至浓缩丸，每丸重0.2克，每次服20丸，每天3次，3个月为一个疗程。

使用宜忌

煎汤内服，2.5～10克，大剂量可用15～30克；研末入丸、散。凡温热病、阴虚阳盛及血热妄行、月经过多者忌服。

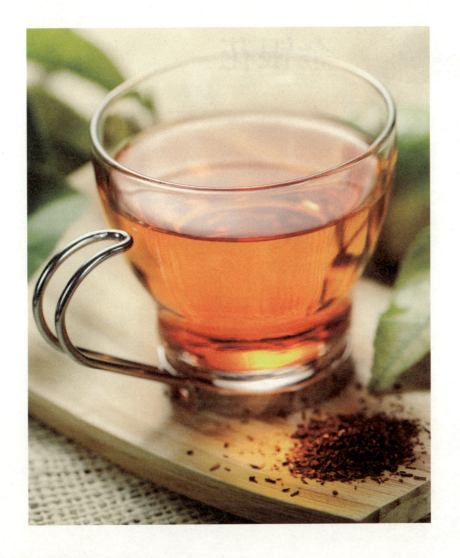

桂枝柴胡姜茶

🍅 材料

柴胡、桂枝各15克，干姜3片

😋 做法

1. 把柴胡和桂枝分别用清水洗净，沥干水分；干姜洗净。

2. 把柴胡、桂枝放入锅中，加入适量的清水，大火煮沸。

3. 加入姜片，稍煮，然后转用小火煎煮20分钟即可。

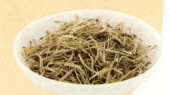

金银花

● 别名

忍冬花、银花、鹭鸶花、苏花、金花、金藤花、双花、双苞花

主 要 成 分

木犀草素、肌醇、皂苷

● 性味归经

性寒，味甘。归肺、胃经。

● 功效主治

金银花具有清热、解毒、抗炎、消暑的功效，可治温病发热、热毒血痢、痈疡、肿毒、瘰疬、痔漏等症。药理研究发现，金银花对多种细菌有抑制作用，适用于多种炎症，制成凉茶饮用，则可预防中暑、感冒及肠道传染病等，尤其适于心肌炎伴有热证患者服用。

● 选购保存

金银花以花未开放、色黄白、肥大、气味清香、味微苦者为佳。适合保存于干燥通风处，防虫蛀、防色变。

● 保健指南

清热祛湿，驱散风热：金银花20克，山楂10克，蜂蜜25克。将金银花、山楂放入锅内，加适量水。置急火上烧沸，5分钟后取药液一次，再加水煎熬一次，取汁。将两次药液合并，稍冷却，然后放入蜂蜜，搅拌均匀即可。

● 使用宜忌

金银花可生用、炒用或制成露剂使用。煎汁、泡茶、煮粥，一次用量6～15克。脾胃虚寒及气虚、疮疡脓清者慎服。

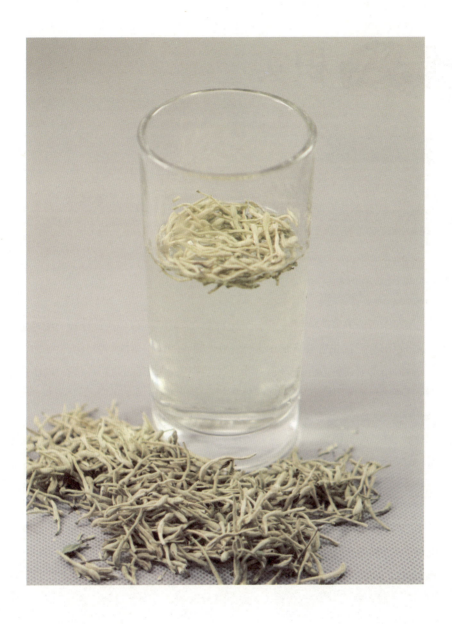

金银花茶

🍲 材料

金银花（或鲜品）6~15克

🍵 做法

先用清水冲净，再加沸水浸泡15~30分钟，即可沏成一杯清香淡雅的金银花茶。

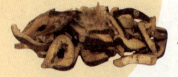

枳实

● 别名

鸡眼枳实、川枳实、江枳实

主 要 成 分

辛弗林、N-甲基酪胺

● 性味归经

性微寒，味苦。归脾、胃经。

● 功效主治

枳实中所含的辛弗林和N-甲基酪胺有强心作用，可以用来治疗冠心病等引起的心力衰竭。枳实注射液具有升压、利尿、强心的作用，能增强心肌收缩力，明显改善心脏的射血能力。在临床上针对冠心病患者所出现的心下痞满、食后脘腹胀满也常常配伍使用枳实。

● 选购保存

枳实以果实均匀、色绿、香气浓者为佳。置阴凉干燥处保存，防蛀、防霉。

● 保健指南

❶ 治疗冠心病胸闷、胃脘不适患者：橘皮15~30克，枳实、生姜各10克。把上述药材加水300毫升，煎取150毫升。待温后口服。

❷ 适用于胸痹心中痞气、气结在胸、胸满胁下逆抢心：枳实12克，厚朴12克，薤白9克，桂枝6克，瓜蒌1枚（捣）。水煎服分3次服用，每日1剂。

● 使用宜忌

水煎服，3~10克；入丸、散；外用研末调涂或炒热熨。脾胃虚弱及孕妇慎服枳实。虚而久病，不可误服。大损真元，非邪实者，不可误用。枳壳的药理作用与枳实相同，但药力较缓，故体弱者可用枳壳。

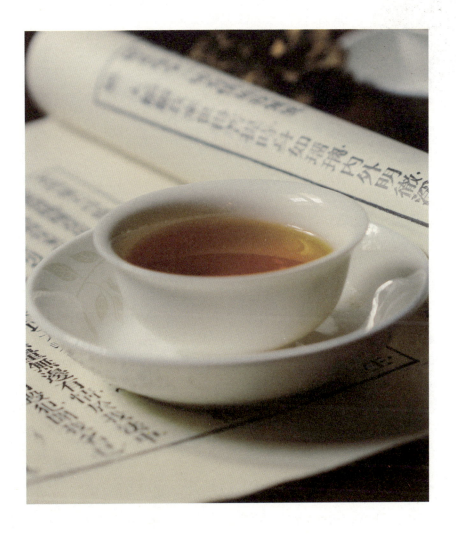

枳实麦芽茶

🍳 材料

枳实10克，麦芽10克

🍲 做法

1. 砂锅中注入适量清水烧开。

2. 倒入洗净的枳实、麦芽。

3. 盖上盖，煮10分钟，至其析出有效成分。

4. 揭开盖子，搅拌片刻，把煮好的药茶盛出，滤入杯中即可。

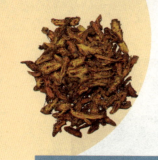

黄连

• 别名

王连、支连、云连、川连、雅连

主 要 成 分

小檗碱、黄连碱

• 性味归经

性寒，味苦。归心、胃、肝、大肠经。

• 功效主治

黄连入口极苦，有"哑巴吃黄连，有苦说不出"之说，道出了其中滋味。黄连有泻火燥湿、解毒杀虫的功效，主治肺结核、百日咳、热盛心烦、痞满呕逆、菌痢、咽喉肿痛、火眼、口疮、痈疽、疮毒等症，对肺部疾病有很好的功效。

• 选购保存

黄连以条肥壮、连珠形、质坚实、断面红黄色、无残茎及须根者、味极苦的为佳。置于干燥通风处保存。

• 保健指南

适用于热邪耗伤营血心液，症见发热不已、心烦失眠：将黄连、黄芩、阿胶、白芍分别洗净，除阿胶外，其余材料先放入煮锅内，先煮黄连、黄芩、白芍，加水8杯浓煎至3杯。去渣后，加阿胶烊化，再加入鸡蛋黄、白糖，搅拌均匀，煮熟即可，分3次食用。

• 使用宜忌

内服：黄连可煎汤，一次用量为3～6克；或入丸、散。亦可外用：研末调敷、煎水洗或浸汁点眼。黄连性寒，凡胃虚呕恶、脾虚泄泻、五更泄泻者均慎服。

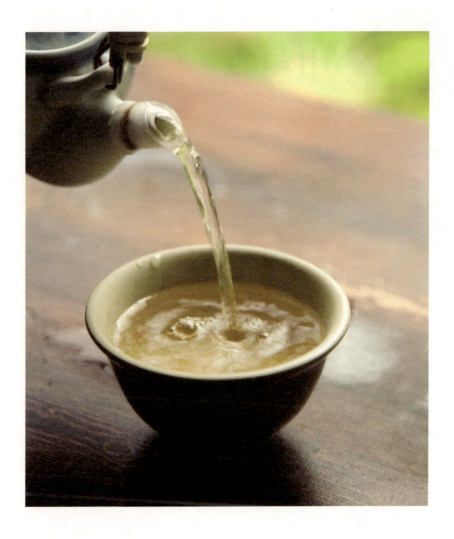

黄芪黄连茶

🥘 材料

黄芪、黄连各少许

😋 做法

1. 砂锅中注入适量清水烧开，倒入备好的黄连、黄芪。

2. 盖上盖，煮20分钟至其析出有效成分。

3. 揭开盖，搅拌均匀。

4. 关火后盛出煮好的药茶，滤入杯中即可。

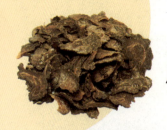

川芎

• 别名

芎藭、雀脑芎、京芎、贯芎、抚芎、台芎

主 要 成 分

川芎嗪、黑麦草碱

• 性味归经

性温，味辛。归肝、胆、心包经。

• 功效主治

川芎的主要功效是活血行气，通经止痛。川芎中的有效成分主要是川芎嗪。川芎可以扩张冠状动脉，增加冠状动脉血流量，降低心肌耗氧量，缩小实验性心肌梗死的范围，降低纤维蛋白原和血液黏稠度，抑制血小板的聚集，尤其对心肌梗死有显著疗效。

• 选购保存

选购川芎时，应以个大、质坚实、断面色黄白、油性大、气浓香的为佳。应置阴凉干燥处保存，防潮防蛀。

• 保健指南

❶ 治疗冠心病、脑血栓：川芎10克。水煎服，以茶代饮。

❷ 疏散风邪，活血散瘀，通脑活络，用于治疗脑动脉硬化、偏正头痛或巅顶作痛、目眩的患者：川芎、菊花、赤芍各15克，荆芥、防风、青附子、薄荷（后下）、羌活、白芷、延胡索、龙胆草各10克，细辛3克。以茶叶为引，水煎服。

• 使用宜忌

常用量3~10克。月经过多、孕妇及出血性疾病慎服；阴虚火旺者禁服。川芎恶黄芪、山茱、狼毒，畏硝石、滑石、黄连，反藜芦。

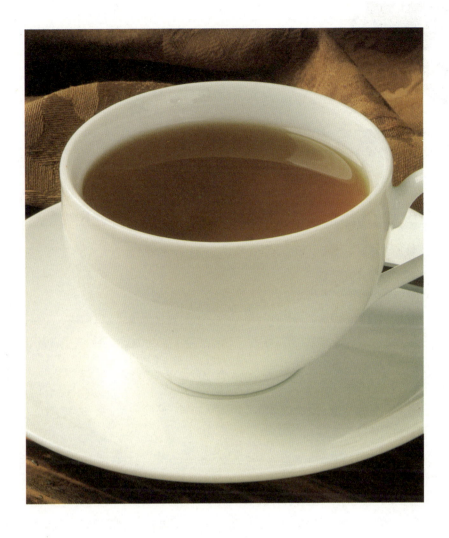

银杏叶川芎红花茶

🍅 材料

川芎10克，银杏叶5克，红花4克

🍵 做法

1. 砂锅中注入适量清水烧开，放入备好的药材，搅散。

2. 盖上盖，煮沸后用小火煮5分钟，至其析出有效成分。

3. 揭盖，搅拌片刻。

4. 关火后盛出煮好的药茶，装入杯中，趁热饮用即可。

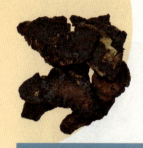

生地

● 别名

生地黄、干地黄

> **主 要 成 分**
>
> 环烯醚萜及其苷类

● 性味归经

性凉，味甘、微苦。归心、肝、肾经。

● 功效主治

生地具有清热凉血、养阴生津的功效。取生地之苦寒，可以清热、凉血、止血；取其性甘寒质润，既能清热养阴，又能生津止渴。生地适合心肌炎患者服用。

● 选购保存

生地以加工精细、体大、体重、质柔软油润、断面乌黑、味甜者为佳。置于干燥、通风处保存。

● 保健指南

❶ 益气阴，荣心肌，化痰瘀，通阴维：党参、丹参各15克，瓜蒌皮12克，生地、半夏、枳实、三七、川芎、赤芍、茯苓各10克，降香8克，细辛3克。水煎服，每日1剂，分3次服用。主治冠心病、心肌缺血、心绞痛，中医辨证属痰瘀痹阻型，症见左胸闭闷疼痛，痛及左侧胁背或左前臂内侧，时时复发者。

❷ 适用于气阴两虚型冠心病，症见心胸疼痛、时发时止、心慌气短、自汗乏力、五心烦热、多梦易惊、舌红苔薄少津、脉沉弦细或结代：生地、麦冬、党参、炙甘草、五味子、玉竹、郁金、阿胶（烊服）、丹参、桂枝各10克。水煎服，每日1剂，分3次服用。

● 使用宜忌

煎服，10~15克。鲜品用量加倍，或以鲜品捣汁入药。脾胃有湿邪及阳虚者忌服。

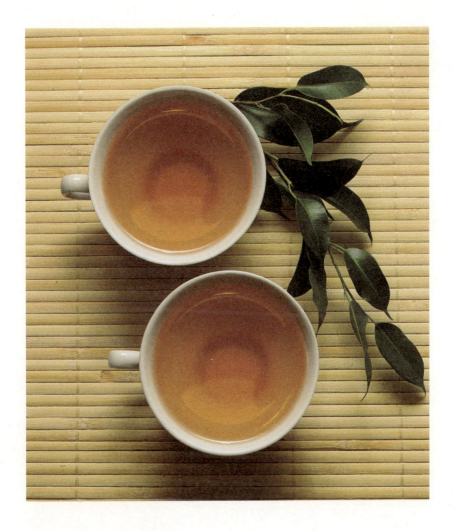

生地山药茶

🍲 材料

生地5克，山药10克

🍜 做法

1. 砂锅中注入适量清水烧开，放入生地、山药，搅散。

2. 盖上盖，煮沸后用小火煮5分钟，至其析出有效成分。

3. 揭盖，搅拌片刻。

4. 关火后盛出煮好的药茶，装入杯中，趁热饮用即可。

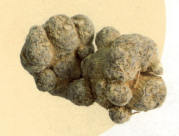

三七

● 别名

参三七、田七、土三七、血山草、六月淋

主 要 成 分

皂苷、黄酮类化合物

● 性味归经

性温，味甘、微苦。归肝、胃经。

● 功效主治

三七具有补血抗炎、活血化瘀的功效，能够抗氧化，抗衰老。三七能扩张血管，降低冠脉阻力，增加冠脉流量，加强和改善冠脉微循环，增加营养性心肌血流量，还能够降低动脉压，略减心率，从而明显减少心肌的耗氧量。

● 选购保存

购买三七，以颗大、坚实、滑身、无枝爪者为优。三七是多年生植物，要种3年以上才能收。种植时间越长，个头越大，质量也就越好。因此，三七的大小等级以每斤有多少头（个）为准。

● 保健指南

❶ 治疗心绞痛：三七粉3克，肉桂粉1.5克，当归30克。用当归煎汤冲服三七粉、肉桂粉。每日1剂，分3次服用。

❷ 活血化瘀通络、血瘀症：丹参30克，柴胡、赤芍、川芎、降香、枳壳各12克，桃仁、红花各10克，三七粉（冲服）5克，琥珀（冲服）克，血竭3克。水煎服，每日1剂。

● 使用宜忌

孕妇忌服三七，气血亏虚所致的痛经、月经失调、腹痛喜按者不宜服用。

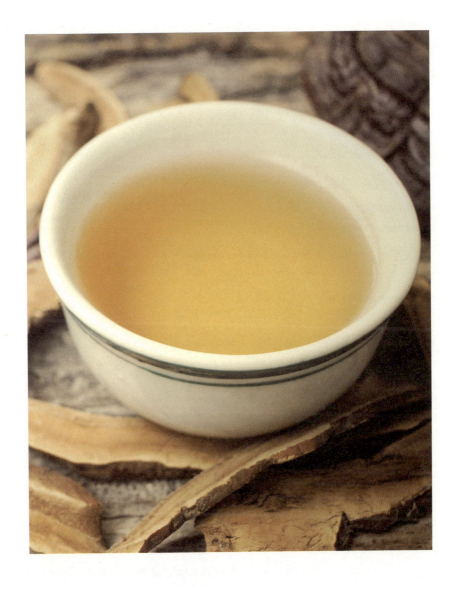

灵芝三七山楂饮

🥄 材料

灵芝20克，三七5克，山楂汁200毫升

😋 做法

将灵芝切片，与三七一同煎煮40分钟，取汁弃渣，与山楂汁混合即可，每日1剂，早晚饮用。

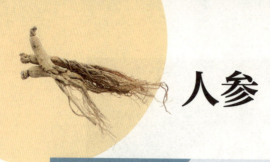

人参

主要成分

人参皂苷、人参烯

• 别名

山参、园参、人衔、神草、棒槌

• 性味归经

性微温，味甘、微苦（加工后）。归肺、脾经。

• 功效主治

人参具有大补元气、补脾益肺、生津安神的功效，有助于心力衰竭患者恢复元气。人参能够提高心肌对缺氧的耐受能力，对高血压、心脏病、动脉粥样硬化所引起的心力衰竭有一定的防治作用。

• 选购保存

人参以根粗、体丰、纹细、芦头长、坚韧不断、气香、味微苦者为佳。置阴凉干燥处，密闭保存，可防蛀。

• 保健指南

❶ 温阳益气散寒，活血通脉止痛：生黄芪30克，桂枝、白芍、淫羊藿、菟丝子各15克，人参、附片、川芎、生甘草、巴戟天各10克。水煎服，每日1剂，分2~3次服用。

❷ 主治脾胃虚弱、呼吸短促、容颜憔悴、形气两虚：麦门冬0.6克，当归、人参各0.9克，炙甘草、白芍、黄芪各3克，五味子5个。每服用水300毫升，煎至150毫升，去滓，稍热服。

• 使用宜忌

常用量3~9克。人参不宜与藜芦、五灵脂、莱菔子同用。

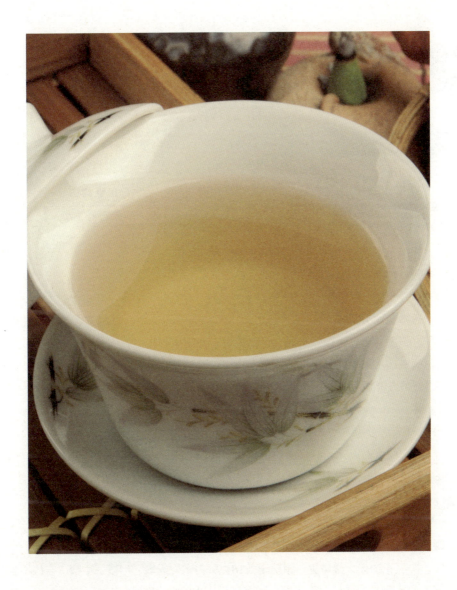

人参茶

材料

人参片2克

做法

1. 将2克人参片放入洗净的茶具中。

2. 往茶具中倒入适量煮沸的开水,盖上盖子,闷泡15分钟左右即可饮用。

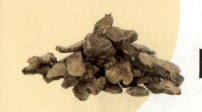

白术

别名

於术、冬术、山蓟

主 要 成 分

挥发油、苷类

性味归经

性温，味苦、甘。归脾、胃经。

功效主治

白术具有健脾益气、燥湿利水、止汗、安胎的功效，以健脾、燥湿为主要作用。脾主运化，因脾气不足，运化失调，往往水湿内生，引起食少、便溏或泄泻、痰饮、水肿等症。白术能燥湿、利尿以除湿邪，适合风湿性心脏病所引起的心力衰竭患者服用。

选购保存

挑选白术时以体大、表面灰黄色、断面黄白色、有云头、质坚实者为佳。白术适宜置于阴凉、干燥处保存，可防蛀。

保健指南

❶ 平肝潜阳，化痰通络，可降血压、降胆固醇：泽泻30克，钩藤（后下）25克，决明子20克，桑寄生、潼蒺藜各18克，白术、天麻、半夏、牛膝、杏仁（后下）、牡丹皮各12克，胆南星、全蝎各5克。水煎服，每日1剂。

❷ 调和气血，畅通心脉：黄芪30克，白术15克，党参、茯苓、陈皮、丹参、郁金、瓜蒌、薤白各20克，甘草10克。水煎服，每日1剂，早晚分服。

使用宜忌

阴虚内热、津液亏耗者慎服。胃胀腹胀、气滞饱闷者忌食。白术不宜与桃、李子、大蒜、土茯苓同食，以免降低药效。

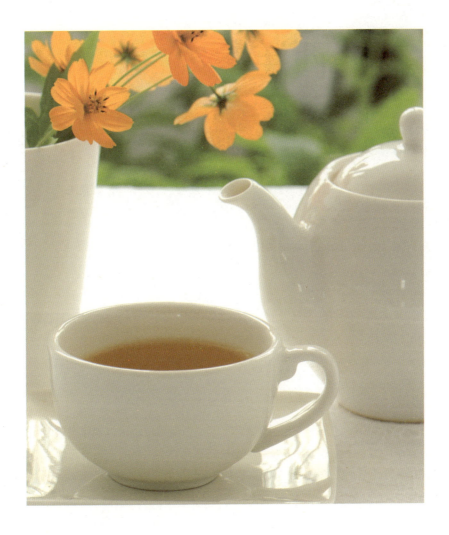

枳实白术茶

🍲 材料

枳实10克，白术15克

🍲 做法

1. 砂锅中注入适量清水烧热，倒入备好的枳实、白术。

2. 盖上盖，煮开后转小火煮30分钟，至其析出有效成分。

3. 揭开盖，搅拌均匀。

4. 关火后盛出药茶，滤入杯中即可。

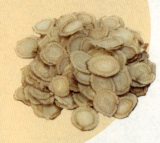

西洋参

主要成分

人参皂苷

● 别名

花旗参、西洋人参

● 性味归经

性凉，味甘、微苦。归心、肺、肾经。

● 功效主治

西洋参具有抗心率失常、抗心肌缺血的作用，适用于心率失常、冠心病、急性心肌梗死和心力衰竭等。西洋参还具有抗溶血、降低血液凝固性、抑制血小板凝聚、调节血脂、抗动脉粥样硬化、降低血糖等作用，适用于各类心血管疾病。

● 选购保存

进口西洋参：主根呈圆形或纺锤形，芦头残存或已除去，表面浅黄色或黄白色，皮纹细腻，有突起的横长皮孔，质地饱满而结实。折断面略显角质，断面粉白色，皮部可见一棕色层环，环内外散有红棕色小点，甘苦味浓，透喉。

国产西洋参：呈长圆柱形，枝条较粗壮，芦头较大，表面较光滑，颜色偏黑，纵纹明显，质地轻而结实，似刚出窑的红砖，少有裂开的缝隙。

皆置于通风干燥处保存。

● 保健指南

❶ 治疗心绞痛：西洋参、川三七、鸡内金、琥珀、珍珠粉各10克，人工麝香0.3克。将以上各药烘干，然后共研细末，调匀。每次2克，每日服2~3次。

❷ 养阴生津，益气补血：黄芪30克，西洋参、炙甘草、五味子、白术、当归、麦冬、玉竹、黄精各10克。每日1剂，早晚分服。

● 使用宜忌

畏寒、肢冷、脾阳虚弱等阳虚体质者忌食。不宜与藜芦、白萝卜同食。

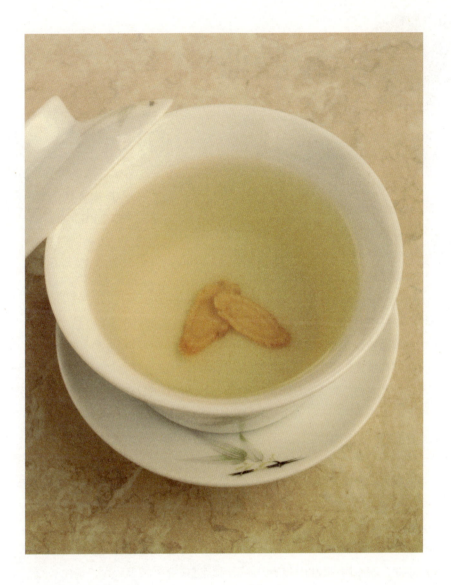

西洋参茶

🍵 **材料**

西洋参片2克

🍲 **做法**

1. 将西洋参片放入洗净的茶具中。

2. 往茶具中倒入适量煮沸的开水，盖上盖子，闷泡15分钟左右即可饮用。

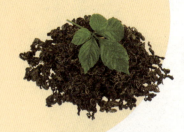

绞股蓝

别名

七叶胆、五叶参、七叶参、小苦药、公罗锅底、落地生、遍地生根

性味归经

性寒,味苦。归肺、脾、肾经。

功效主治

绞股蓝被称为神奇的"不老长寿药草",具有益气养血、消炎解毒、养心安神、止咳祛痰等作用。绞股蓝能够保护血管内壁细胞、防止动脉粥样硬化、降低血液黏稠度、调节血压、预防血栓形成,起到保护心脏和血管、防治心肌梗死的作用。

选购保存

绞股蓝以全株完整、色绿、气微、味苦的为佳。保存宜放置在干燥通风处,防潮、防霉。

保健指南

❶ 有益于动脉粥样硬化的防治:每天用3克左右的绞股蓝,以开水冲泡3次后饮用,10天一个疗程。

❷ 用于心神失养所致的体倦乏力、心胸隐痛等症:绞股蓝30克,蜂蜜30毫升。将绞股蓝洗净放入砂锅中,加水煎煮2次,每次30分钟。合并2次煎液,趁热加入蜂蜜,拌匀当天服完。

使用宜忌

煎汤内服,15~30克;研末,3~6克。因绞股蓝性寒,所以脾胃虚寒、经常腹泻的患者应少食。

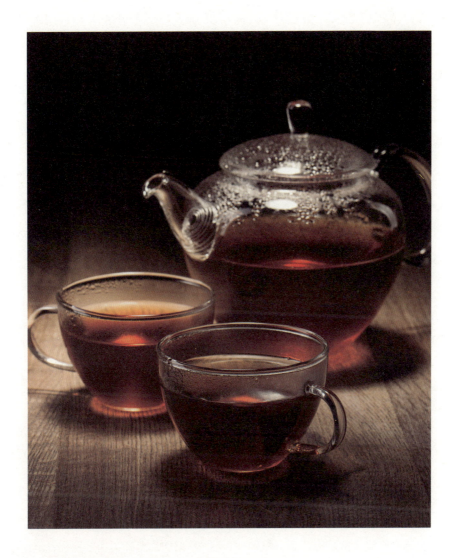

绞股蓝夏枯草茶

材料

绞股蓝4克，夏枯草5克

做法

1.砂锅中注入适量清水烧开，放入备好的绞股蓝、夏枯草，拌匀。

2.用大火煮10分钟，至其有效成分析出。

3.关火后盛出药茶，滤入杯中趁热饮用即可。

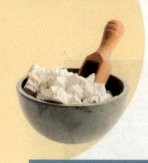

葛根

• 别名

粉葛、甘葛

主 要 成 分

葛根素、大豆黄酮

• 性味归经

性平，味甘、辛。归脾、胃经。

• 功效主治

葛根具有升阳解肌、透疹止泻、除烦止温的功效。葛根中的主要有效成分是葛根素，葛根素能够扩张冠状动脉、降低血压，是临床上治疗冠心病和心肌梗死的常用药物。

• 选购保存

选购葛根时以块肥大、质坚实、色白、粉性足、纤维少者为佳；而质松、色黄、无粉性、纤维多者质次，不宜购买。应置于干燥、阴凉处保存，要注意防潮。

• 保健指南

❶ 主治心绞痛：鲜葛根适量，粳米100克。葛根切片磨碎，加水搅拌，沉淀取粉，取葛根粉30克，与粳米同煮粥。每日早晚分服。

❷ 益气活血，祛风通络：葛根、黄芪、丹参、炒枣仁各30克，前胡12克，羌活6克，细辛3克。水煎服，每日1剂。

• 使用宜忌

葛根常用于内服：煎汤一次用量6～10克；或捣汁。胃寒者应当慎用，夏日虚汗多者尤忌。

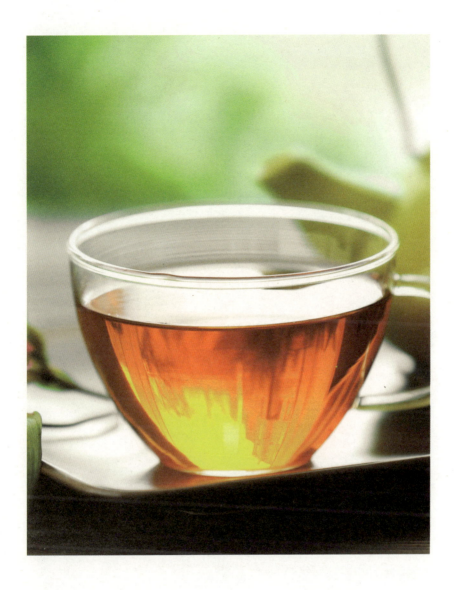

葛根茶

🍠 材料

葛根6克

🍵 做法

1. 将葛根放入洗净的茶具中。

2. 往茶具中倒入适量煮沸的开水，盖上盖子，闷泡15分钟左右即可饮用。

PART 04
养心日常
保健方法集锦

心脏病的治疗和预防与日常保健工作有着非常密切的关系，比如穴位按摩、运动锻炼等。心脏病的治疗和预防是一个系统的工程，不妨看看以下的建议，或许能对您有所启发。

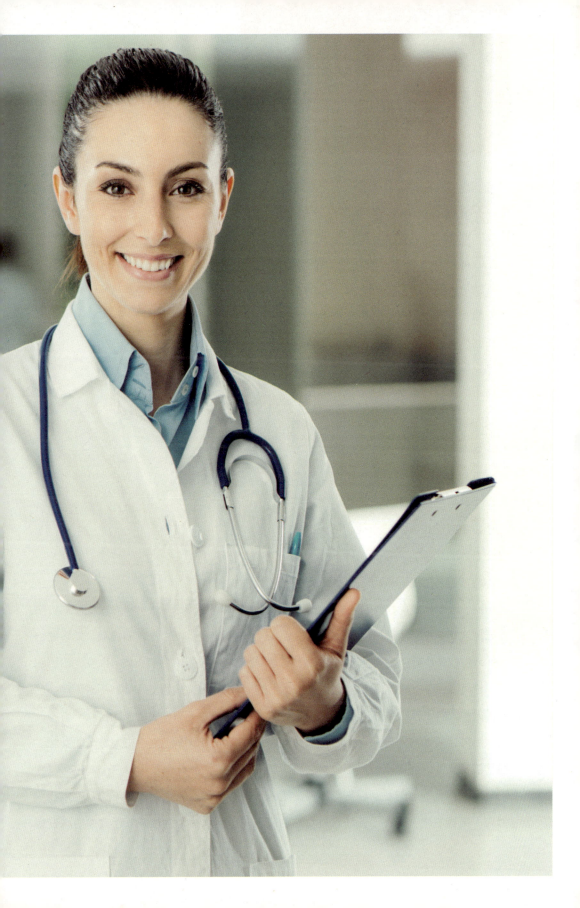

1.天池穴——女性的"快乐穴"

天池穴是心包经上的一个穴位。天，就是天部的意思；池，意思是储水液的池子。天池意指心包外输的高温水汽在此冷凝成地部经水。该穴位于乳头外侧，而乳头为人体体表的高地势处，本穴也位于高地势处，即天部，穴内物质又为心包经募穴膻中穴传来的高温水汽，至本穴后散热冷降为地部经水，本穴气血既在高位又为经水，故名天池穴。《黄帝内经·灵枢》记载："腋下三寸，手心主也，名曰天池。"天池穴位于人体的胸部，当第4肋间隙，乳头外1寸，前正中线旁开5寸。按摩天池穴

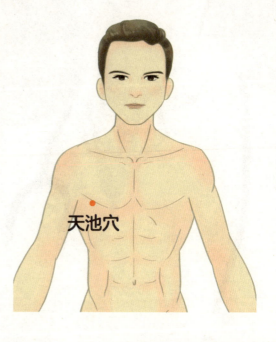

天池穴

对胸闷、咳嗽、痰多、气喘、胁肋胀痛等心肺疾病有一定的疗效。如果在晚间顺时针按摩天池穴100次，再逆时针按摩100次，可以促进心阳的运转和气血的流动。如果配合其他穴位按摩，效果会更好，比如配列缺、丰隆治咳嗽，配内关治心痛，配支沟治胁肋痛。也可以用于针刺等疗法，但是要注意，该穴正当胸腔，内容心、肺，不宜深刺。总之，天池穴对于养心护心有非常重要的作用，而且对长寿还有一定的帮助。

另外，天池穴对现代女性的健康也大有益处，特别是那些生活在大城市的女性。经常按揉天池穴可以疏通局部气血，可缓解不良情绪，因此自我揉按这个穴位可以预防乳腺癌。乳腺癌的发病通常与不良情绪深入内心有很大关系，大城市的女性生活压力大，更容易患乳腺癌。天池穴是女性的快乐穴，常揉这个穴位能够让女性心胸变得

宽大，不易生气，人不生气，就能长寿。按揉天池穴还可以重塑胸部，改善乳房的松弛、外扩现象。

天池穴的其他保健功效有：

（1）循环系统疾病：心绞痛、心包炎。

（2）妇产科系统疾病：乳腺炎、乳汁分泌不足。

（3）外科系统疾病：淋巴结核、腋窝淋巴结炎。

（4）其他：肋间神经痛、脑充血等。

2.极泉穴——身体上的"速效救心丸"

在日常生活中，我们都有生气的时候。有些人生气的时候会出现胸闷气短、心跳加快等身体不适的症状，甚至有可能引发心绞痛、冠心病等，这时候大多数人会想到赶紧去找"速效救心丸"吃。殊不知，我们每个人身上都有这种救命药，那就是堪比"速效救心丸"之效的极泉穴。所以，对于平时爱生气、血压高的人来说，不妨在日常生活中利用拍打腋窝的方法来间接刺激极泉穴，因为按摩极泉穴对防治冠心病、心绞痛等疾病有着不错的效果。

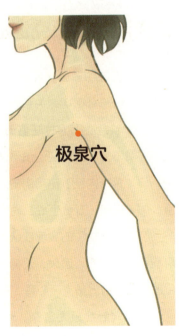

极泉穴是手少阴心经的穴位之一，位于腋窝顶点，腋动脉搏动处，主治心痛、咽干烦渴、胁肋疼痛、瘰疬、肩臂疼痛等疾病。刺激极泉的方法是，施治者一手托起被治者左侧上肢，使其腋窝暴露，另一手示、中指并拢，伸入腋窝内，用力弹拨位于腋窝顶点的极泉穴。此处腋神经、腋动脉、腋静脉集合成束，弹拨时手指下会有条索感。注意弹拨时手指要用力向内勾按，弹拨的速度不要过急，被治者会有明显的酸麻感，并向肩部、上肢放射。

中医认为，人在生气时肝火滞留在两腋，肝火过旺会使作为君主的心脏受辱，于是出现胸闷气短、心悸、悲痛欲哭等症状。因此，按摩极泉穴能有效驱散

极泉穴

肝之邪气，从而减轻心脏不适症状。

按摩时，用力要均匀和缓。开始时可适当轻缓，后来再慢慢加大力量，以手臂产生酸麻感为佳。按摩的同时，患者最好能配合深呼吸。此穴位还可以用灸法：艾炷灸或温针灸3~5壮，艾条灸5~10分钟。

另外，按压左侧极泉穴还可以治疗胃胀，具体方法为：用大拇指指腹按压左侧极泉穴，连续按20下，胃胀很快就会得到缓解。然后把捣碎的白参片贴在此穴上，再用医用纱布和医用胶布固定，贴12个小时，休息12个小时。

利用极泉穴做保健时有几点需要注意：

（1）本穴位于动脉搏动处，所以按摩时用力要轻，切不可用力挤压。尤其是儿童，要慎重。

（2）对本穴的按揉一般为1~2分钟，每天2~3次。

（3）使用刺灸法时要避开腋动脉：以一手按住搏动的动脉，在动脉的内后缘进针。

（4）不宜大幅度提插：因为腋腔内组织疏松，且腋静脉与深筋膜连接紧密，保持扩张状态，如不慎刺中血管，会造成血肿。避免刺伤腋窝部血管，引起腋内出血。处理血肿时应立即退针，先冷敷后热敷，以促进血肿消散。

3.少海穴——交通心肾，平心静气

心在五脏中属火，经络中为手少阴，而肾属水，为足少阴，所以心与肾两脏两经之间有着十分密切的关系。中医认为，人体健康就要保持阴阳平衡，水火相济、心肾相交。若是心火太过旺盛而不能下达于肾水，肾水亏虚不能上济于心火，就会出现"心肾不交"的情况。虽然《黄帝内经》中并没有"心肾相交"之说，也无专篇立论，但《黄帝内经》已用阴阳水火升降、五行生克制化来阐述心肾二脏的依存对立关系。如《素问·五藏生成》说"心之和脉也，其荣色也，其主肾也"。

"心肾不交"的表现症状为，夜里烦躁、浑身燥热、爱出汗、失眠多梦等，男性可能会出现自汗、遗尿、遗精等症状。此时，可以尝试按摩心经上的少海穴，这个穴位的主要作用就是交通心肾、滋阴降火。

少海穴治症极为复杂，牵及多条经脉上的病症，有如众症来归者，故曰"少海"。同时它又是手少阴心经上的合穴，合穴就是指它不光有地部汇合的经水，还有自少冲穴等其他穴位上行汇合于此的水湿云气，是心经上水、气二物的共同汇合之处，故为心经合穴。少海穴位于肘横纹内侧端与肱骨内上髁连线的中点处。取血方法为：屈肘，在肘横纹尺侧纹头凹陷处取穴。

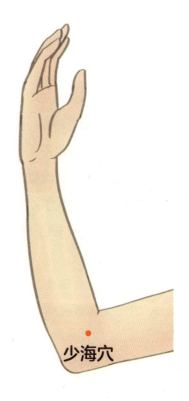

少海穴

少海穴在五行中属水，心属火，根据五行中相生相克的原理，水克火，所以凡是由心火旺盛导致的病症都可以通过刺激少海穴来缓解。此外，由于现代生活复杂多变，人们的发病模式也由单一向综合因素转变，不少人出现人格偏差、行为异常、精神障碍等身心疾病。从中医角度说，这些病痛与人的私欲膨胀、心火旺盛有关，所以按摩少海穴可以清火泄欲，对保护人的心理健康有一定帮助。由于少海穴所在的部位皮肤细腻，为了防止损伤皮肤，按摩前可在此处点一两滴橄榄油，开始按摩时用力要适中，然后逐渐加力，但不能用猛力，每次按摩3~5分钟，每天2~3次。此穴还可以用灸法，艾炷灸或温针灸3~5壮，艾条灸10~15分钟。

4.间使穴——通心窍的"使臣"

间使穴是心包经的经穴，穴性为金，金生水。间使穴是心包经的母穴，所以心脏及心包经上的虚证可以用间使来治，有宽胸和胃、清心安神的功能。

间，是间接的意思；使，就是指使、派遣；间使意指心包经经水在此蒸发成凉性水汽。该穴物质是郄门穴传来的地部经水，行至此处后，经水逐步降温，生发出心火所克的肺金特性的凉性水汽，就像被其他东西间接指使一般，故名间使穴。

间使穴位于前臂掌侧，曲泽与大陵的连线上，取血方法为：伸臂仰掌，在腕横纹上3寸，掌长肌腱与桡侧腕屈肌腱之间。心为君，使为臣。间使穴的"使"也是使臣的意思，间使穴就是正好能通心窍的一个使臣。"间使"简单地说就是用一个通道传递的意思。如果间使穴跟心脏不相通了，就会产生痴呆、失眠、健忘、脑卒中、神志不清等症状。中医称为"痰迷心窍"，即痰把心窍堵住了。所以，按摩间使穴可以通心窍、化痰通瘀，治疗痴呆、失眠、健忘、神志不清等病症。有些老年人为了预防脑梗死、脑卒中，会服用适量牛黄清心丸，间使穴就类似这种作用，可以醒神开窍、化痰吸风。按摩方法为：用拇指或示指按揉3分钟左右。每天2~3次，坚持3天左右，可逐渐舒缓胸闷气短的症状。

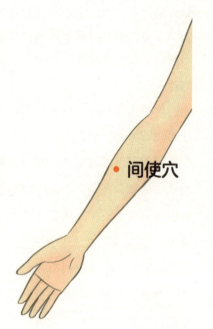

间使穴

间使穴的其他保健功效有：

（1）循环系统疾病：风湿性心脏病、心绞痛、心肌炎、心脏内外膜炎。

（2）精神神经系统疾病：癫痫、癔症、精神分裂症、心脑血管病后遗症。

（3）其他：感冒、咽喉炎、胃炎、疟疾、荨麻疹、子宫内膜炎等。

另外，同时按摩间使穴和大巨穴还可以治疗便秘，按摩左右手间使穴各2分钟，再按大巨穴2分钟，立刻会有便意。特别是按揉大巨穴时，感觉明显，此穴可以提高肠胃功能，促进肠道蠕动，效果明显。同时配合按压郄门穴、内关穴、间使穴，能有效地控制心绞痛的发生。

5.内关穴——治疗心脑血管疾病的要穴

现代社会，由于工作压力大，人们的饮食偏于高脂、高糖，再加上缺乏运动，很多人年纪轻轻就经常出现失眠、心慌、胸闷等症状。他们不将这些症状放在心上，但是如果任由这种情况发展下去，冠心病、心绞痛也就离你不远了。如果你经常出现上述不适症状，可以试着按按内关穴，能有效缓解这些症状。

内关穴是心脏的保健要穴，能够宁心安神、理气止痛，属手厥阴心包经。内关穴的意思是指心包经的体表经水由此注入体内。
本穴物质为间使穴传来的地部经水，流至本穴
后由本穴的地部孔隙从地之表部注入心包经的
体内经脉，心包经经体内经脉经水的汽化之气
无法从本穴的地部孔隙外流出体表，如被关卡
阻挡一般，故而得名。内关穴在前臂掌侧，当
曲泽与大陵的连线上，腕横纹上2寸，掌长肌
腱与桡侧腕屈肌腱之间。取穴方法为：伸臂仰
掌，在腕横纹上2寸。

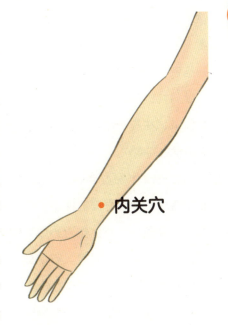

内关穴

古人云："胸胁内关谋。"意思是说胸胁
的病症可找内关穴。内关穴位于心包经上，中
医认为心包位于心脏外面，将其形象地比喻为
心的围墙。当有外界邪气侵犯心脏时，心包能替
心受邪。老年人是心血管病的高发人群，经常按一按内关穴能起到很好的保健作用。
按压内关穴的方法是大拇指垂直放在内关穴上，指甲的方向要竖向，和两筋平行，指
甲要短，以指尖有节奏地按压并配合一些揉的动作。按揉肌要有一定的力度，使内关
穴产生一定的得气感觉，最好要使酸、麻、胀的感觉下传到中指，上传到肘部，这样
才有较好的效果。

6.大陵穴——清心祛火，安神宽胸

大陵一穴，出自《灵枢·九针十二原》："阳中之太阳，心也，其原出于大陵。"

大陵是手厥阴心包经上的输穴和原穴，心包是心脏的外围，是守护心脏的包膜，
所以能通过调节心经的气血来调节亢奋的心脏功能，使心火平熄。大，与小相对；
陵，丘陵也。大陵意指随心包经经水冲刷下行的脾土物质在此堆积。本穴物质为内关
穴下传的经水与脾土的混合物，至本穴后，脾土物质堆积如山，如丘陵一般，故名大
陵，别名心主穴、鬼心穴。本穴物质为内关穴传来的水土混合物，至本穴后其变化为
燥湿生气，表现出土的长养特征，故其属土。对大陵穴的定位，可参考《灵枢·本

输》的论述，书中记载："掌后两骨之间方下者。"《针灸甲乙经》补充为"在掌后两筋间陷者中，即在腕掌横纹的中点处，当掌长肌腱与桡侧腕屈肌腱之间。取穴方法为：伸臂仰掌，在腕横纹正中，掌长肌腱与桡侧腕屈肌腱之间取穴。

大陵穴作为心包经上的原穴，可用于治疗精神、神志方面的疾病。因为精神神志疾病病位在心，心包作为心之外围可代心受邪，正如《灵枢·邪客》所记载："心者，五脏六腑之大主，精神之所舍也，其脏坚固，邪弗能容也。容之则心伤，心伤则神去，神去则死矣。故诸邪之入于心者，皆在

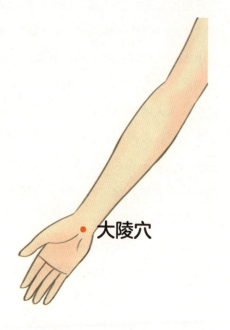

大陵穴

于心包络。"因此，温病学中，将外感热病导致的神昏、谵语等症状称为"热入心包"或"蒙蔽心包"。在治疗此类疾病时，取大陵穴可达到清心宁神之功、镇静安神之效。

从大陵穴与精神、神志病的关系来看，当癫痫突然发作的时候，赶紧刺激手腕上的大陵穴，用力掐按，能够在一定程度上抑制病情的发作。控制病情后，再去医院进行进一步的治疗。当突然感觉身体不适时，或者身体出现抽搐的现象时，也可以通过按压刺激大陵穴来防止病情的复发。此穴还可以用灸法：艾炷灸或温针灸3~5壮，艾条灸10~20分钟。

另外，大陵穴还可以治疗口臭。从中医角度来说，口臭主要是因为体内有"火"和"热"，具体是什么地方有"火"有"热"呢？《黄帝内经》认为心开窍于舌，舌为心之苗，如果心火太盛，就会循经上蹿到口舌。中医认为，"火"和"热"描述的是一种功能"亢进"的现象，口腔里面有很多消化酶，其在心火的催化下，对一切有机物质的有机营养（包括唾液在内）进行深度消化，这些物质在接触空气之后，氧化腐败，就变得有臭味了。所以，想要除去口中的异味，就需要平缓口腔内的这种超常的功能，使亢奋的功能转化为正常，也就是熄灭心火。具体方法是：微握拳，将一手

的拇指指腹放在大陵穴上，垂直按揉3~5分钟，以出现酸痛感为宜，休息一会儿，再继续按揉，仍以有酸胀感为度。

此外，对于失眠者，睡前按揉本穴，可起到放松作用。对患有"鸡爪风"的患者，发作时用力点压本穴，痉挛立解。需要注意的是，对大陵穴的按摩时间不可太长，有酸痛之感即可。

7.灵道穴——缓解心胸痛，给你好心情

相信大家都听过东施效颦的故事，讲的是春秋时期的大美女西施有心痛的毛病，每次犯病她就会紧皱眉头捧着心口，弱不禁风的娇态让大家觉得很美。她的邻居是一个叫东施的丑女，听到别人说西施捧心很美，就开始学着西施的样子皱眉捧心，结果反而显得她更丑。虽然，我们现在无从得知西施的心痛病因何而来，心痛病却成为困扰我们现代人的一种常见疾病，在此告诉大家一个缓解心胸痛的穴位——灵道穴。

有心痛经历的人多是心脏有疾，即使没有先天性心脏病或者心脏的器质性损害，也多是心脏气血偏虚以及寒凝、热结、痰阻、气滞、血瘀等因素引起的。而灵道穴就是心经上的穴位，专治心病。

灵，与鬼怪相对，神灵也，指穴内气血物质为天部之气。道，道路，该穴名意指心经经水在此汽化。本穴物质为少海穴传来的地部经水，在本穴处为汽化散热，汽化之气循心经气血通道而上行，故名灵道穴。灵道穴位于人体的前臂掌侧，当尺侧腕屈肌腱的桡侧缘。取穴方法为：仰掌，在尺侧腕屈肌腱与指浅屈肌之间，腕横纹上1.5寸处。按摩灵道穴可以有效地缓解心胸痛，适宜非先天性心脏病、无器质性损害的心区痛患者，具体方法为：每天按揉灵道穴3次，每次3分

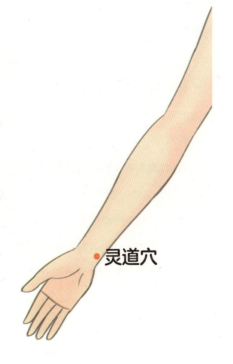

灵道穴

钟，长期坚持。

《黄帝内经》认为"心主神明"，可见"灵道"也就是通往我们心灵的道路。心痛了，灵道穴自然是当之无愧的急救要穴，也是心脏病患者必须了解的穴位之一。有心脏期前收缩、房颤现象的患者，在出现不适的时候，赶紧按摩灵道穴，可以及时地缓解症状。甚至因为心情不好而导致的心慌气闷也可以通过按揉它来缓解比如失恋了，跟好朋友闹矛盾了，这时候，按揉灵道穴会让心里变得顺畅一些，心情也会逐渐开朗。

对于有"心病"的人来说，一定要多揉灵道穴。如果有心脏方面的疾病，按揉灵道穴会感觉很痛，揉到穴位不痛为止，很可能就消除了某方面潜藏的疾患。灵道穴是一个能让心脏气血通畅的穴位，血脉之桥畅通了，生命源泉才不会停息，这样，我们每个人的生命之泉才能长流不息。

8.通里穴——清热安神长智慧

古书上说"来往不穷谓之通"。通里穴位于前臂两侧，心经的经气运行到这里的时候，分出去一支走入小肠，与小肠长期保持联系，所以称为通里。

通里穴的"通"为通道的意思，"里"指内部，即这个穴位有沟通心经内外经脉气血的作用。通里穴在前臂掌侧，当尺侧腕屈肌腱的桡侧缘，腕横纹上1寸。取穴方法：仰掌，在尺侧腕屈肌腱桡侧缘，当神门与少海连线上，腕横纹上1.5寸处。通里穴位于心经上，按揉此穴有清心安神、通利喉舌的作用，还能帮助我们增长智慧。尤其是那些经常感到心慌，没办法安静下来做事，或者自觉心智不够的人，可以经常刺激通里穴。

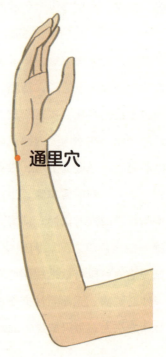

通里穴

日常生活中，我们周围总有这样的人——做事总是丢三落四，记起这个忘了那个，这种毛病多是心经的气血不足造成的，通里穴就可以解决这个问题，它可以帮助我们开心窍，通心神，长心智。尤其是上班族，如果工作感到累的时候，在办公室里腾出几分钟的时间，握拳，将手的小鱼际放在桌子边沿上，从手腕内侧开始，沿着桌边向上推，一直推到手肘部位，这样反复推30~50次，大脑得到休息的同时，还可以疏通心经，增长智慧。

另外，心绞痛发作时，按压通里穴比按压内关穴更有效。具体方法是，找到通里穴后稍用力按压，推揉3~5分钟。前臂内侧有酸痛的感觉，效果最好。待心慌、胸痛症状缓解后，再到医院检查心电图，以排除心肌梗死的危险。冠心病患者按压通里穴也可用于平时保健。此穴还可以用灸法：艾炷灸1~3壮，艾条温灸10~20分钟。

通里穴的其他保健功效有：

（1）精神神经系统疾病：头痛、眩晕、神经衰弱、癔症性失语、精神分裂症。

（2）循环系统疾病：心绞痛、心动过缓。

（3）呼吸系统疾病：扁桃体炎、咳嗽、哮喘。

（4）其他：急性舌骨肌麻痹、胃出血、子宫内膜炎。

（5）本穴出现压痛、结节等阳性反应，可作为心动过缓的定性诊断。

利用通里穴进行保健治疗时需要注意，按揉时用力均衡、沉稳，做到"轻而不浮，重而不滞"。点按时要节奏和谐，用力适度。治疗时间为每日2~3次，每次治疗时间2~5分钟。

9.神门穴——保养心系统的要穴

中医上说"治脏者治其腧""五脏有疾当取十二原"，神门穴既是一个输穴，也是一个原穴；所以按揉此穴对心脏方面的疾病有很好的疗效。假如你身边有冠心病、心绞痛、高血压等疾病的患者，可以告诉他们时常按一下手腕部的神门穴，相信会给他们带来意想不到的惊喜。

神门是指心经体内经脉的气血物质经由此穴交于心经体表经脉。因此该穴的气血物质就是心经体内经脉的外传之气，也是心经的气血，又因《黄帝内经》讲过"心主神明"，所以心经的气血就是人的神气，此穴也就是心神出入的门户，故名神门穴。本穴的气血物质在运行变化中表现出的五行属性为土。神门穴位于腕部，腕掌侧横纹尺侧端，尺侧腕屈肌腱的桡侧凹陷处。取穴方法为：仰掌，在尺侧腕屈肌桡侧缘，腕横纹上取穴。

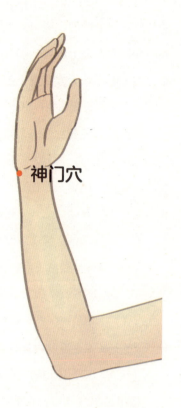

神门穴

在手腕上连接心经的四个穴，以神门为起始，后面紧挨着通里和灵道，都是调节神志、心理的穴位。心气郁结的时候，刺激神门穴，效果很好，相当于给心气打开了一条"阳关大道"，让这些郁结的心气能够畅通无阻，横行自如，自然不会存在郁结的问题了。同时该穴也可以给心脏补充原动力，是保养心脏的重要穴位。

经常按摩神门穴有安定心神、泻心火的功效，可以防治胸痛、便秘、焦躁、心悸、失眠、食欲不振等多种症状。按摩时用右手大拇指的指尖微微用些力，按揉左手腕上的神门穴3分钟，然后两手互换，用左手按揉右手腕上的该穴3分钟，早晚各一次。长期坚持就能起到补心气、养心血的作用，而气血足了，人的神志也就会随之变得清醒。另外，坚持这种按摩习惯还有助眠的作用，对于失眠者来说是一种不错的催眠法。按摩时最好用指关节按揉或按压，如果用手指按摩，神门穴接受到的刺激不明显。按揉时可以适度用力，柔中带刚、沉稳深透。

除此以外，神门穴还有哪些用处呢？

（1）有些人心里很想吃东西，但只要吃一点儿，就觉得胃好像被"堵住"了一样难受，这叫"饥不欲食"。主要是因为胃部缺少气血，没有动力。多按揉神门穴可让心脏多给脾脏和胃供应一些血液，从而帮助消化。

（2）腕关节疼痛时，按揉神门穴能非常明显地缓解疼痛。手腕经常痛的人，痛的地方就在神门穴邻近位置，按摩此处可起到很好的缓解作用。

（3）神门穴还是防止抽搐的重要穴位，癫痫病患者要多按揉这个穴位。

（4）早晚按揉两侧神门穴2~3分钟，然后再按揉两侧心俞穴2~3分钟，长期坚持下去，能让女性朋友在经期有个好心情，轻松愉快地度过经期。

10.劳宫穴——清心火，安心神

失眠在生活中很常见，很多人为此苦恼不已。其实，对付失眠有个小窍门，就是按按手心上的劳宫穴。劳宫穴可以让身体放松，每次不能入睡时，可以用右手按摩左手劳宫穴一两分钟，再用左手按摩右手劳宫穴一两分钟，相互交替操作有助眠的功效。

劳宫穴出自《灵枢·本输》，别名五里、掌中、鬼路，属于心包经经脉的穴位，在人体的掌心。本穴物质为中冲穴传来的高温干燥之气，行至本穴后，此高温之气传热于脾土，使脾土中的水湿随之汽化，穴内的地部脾土未受其气血之生反而付出其湿，如人之劳作付出一般，故名劳宫。劳宫穴五行属火，具有清心火、安心神的作用，可用于治疗失眠、神经衰弱等症。劳宫穴位于手掌心，当第2、3掌骨之间偏于第3掌骨，握拳屈指时中指指尖处。取穴方法为：掌心横纹中，第3掌骨的桡侧，屈指握拳时，中指指尖所点处。

劳宫穴最大的作用就是安定心神。我们经常有这样的感受，在进行面试或者考试时，总会紧张得手心出汗，很多人会用多做几次深呼吸的方法，让自己的心平静下来，但也有些人是越呼吸越紧张。这个时候最好的办法就是刺激劳宫穴，用双手互相在对侧按摩，用力掐按3~5分钟，就可以让紧张的心情放松下来。

经常按压手心劳宫穴，还有强壮心脏的作用。其方法是：用两手拇指互相按压，亦可将两手顶于桌角上按劳宫穴，时间自由掌握，长期坚持可降心火。

此外，高血压患者有时候会因为生气、暴怒或激动使血压急剧上升，这时不妨按压劳宫穴，用大拇指从另一只手的劳宫穴开始按压，

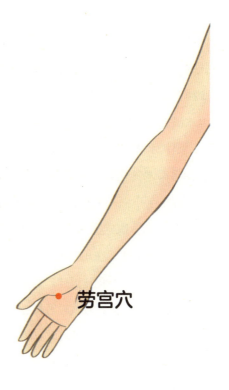

劳宫穴

逐个按到每个指尖，左右手交替按压。按压时要保持心平气和、呼吸均匀。这样突然升高的血压可得到缓解。

大家在按摩劳宫穴时要注意按摩时间，一般为3~5分钟，每天2~3次。对儿童要用力适度，以免挫伤手指。

11.少冲穴——养护心脑血管

心绞痛和心悸都属于心脏病的范畴，当今社会，心脏病已经成为威胁中老年人生命的一大"杀手"，而心绞痛和心悸就是心脏病的前兆，会对人们的生命健康造成严重的威胁，所以，当务之急是采取有效的防范措施。而按揉少冲穴就是预防心悸、养护心脑血管的一个方便、有效的措施。

少，阴也。冲，突也。少冲名意指本穴的气血物质由体内冲出。本穴为心经体表经脉与体内经脉的交接之处，体内经脉的高温水汽以冲射之状外出体表，故名少冲。本穴物质为心经体内经脉外出的高温水湿之气，其运行是由内向外、由下向上，因其水湿含量大，虽为上行但上行不高，只有木的生发特性，故其属木。少冲穴位于手小指末节桡侧，距指甲根0.1寸（指寸）。取穴方法：微握拳，掌心

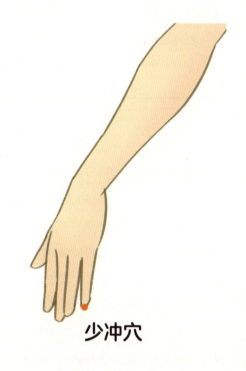

少冲穴

向下，小指上翘，在小指桡侧，距指甲角0.1寸处取穴。按揉少冲穴可以减轻疲劳引起的头痛，有助于醒脑提神。具体做法为：大拇指和示指轻轻夹住左手小拇指指甲两侧的凹陷处，以垂直方式轻轻揉捏此穴位。此穴位是脑部的反射区，要慢慢地出力揉捏，不要用蛮力，左右手可以互相按。

少冲在小指末节，它还有一个作用就是可以治疗黄疸。按摩时我们可以正坐，手

平伸，掌心向下，屈肘时向内收；用另一只手轻握这只手的小指，大拇指弯曲，用指甲尖垂直掐按穴位，有刺痛的感觉，每天按揉1次，每次按掐3~5分钟即可。

若要预防心悸，可每天刺激少冲穴2~3次，每次指压20秒左右。但是，突然心悸得很厉害时，可用牙齿稍稍用力咬小指，以刺激此穴，心悸会受到抑制。少冲穴虽两手皆有，但消除心悸有效的是左手的少冲穴。本穴位还可以用灸法：艾炷灸3~5壮，艾条灸5~10分钟。注意在按揉少冲穴时，要轻柔和缓，速度始终。本穴的施治时间一般为3~5分钟，每天2~3次。

少冲穴的其他保健功效：

（1）精神神经系统疾病：休克、小儿惊厥、癫痫、癔症、肋间神经痛。

（2）循环系统疾病：脑出血、心肌炎、心绞痛。

（3）其他：胸膜炎、高热、喉炎。

12.中冲穴——提神醒脑，舒心泄热

不仅气温低容易导致脑卒中的发生，夏季同样也是脑卒中的高发季节。夏至是一年中阳气最为旺盛的一段时期，此时天气炎热，正值酷暑，雨水较多，空气湿度大，如果不能适应气候变化，体内阴阳失调就容易诱发疾病，"热脑卒中"就是其中一种。所以，这段时间，尤其是患有高血压、冠心病、高脂血症的"三高"老人一定要做好防止"热脑卒中"的各项措施。在此向大家推荐一种夏季防脑卒中的穴位疗法——按揉中冲穴。该穴有苏厥开窍、清心泄热的功效。具体做法为：先用左手手指甲掐按右手的中冲穴1分钟，然后换成右手掐按左手的中冲穴1分钟。左右两侧轮换进行。

中，与外相对，指中冲穴内物质来自体内心包经。冲，冲射之状也。中冲指体

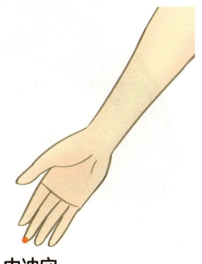

中冲穴

内心包经的高热之气由此冲出体表。本穴物质为体内心包经的高热之气，在由体内外出体表时是冲射之状，故名中冲穴。此气外出体表后急速散热降温，所行为天之中下部而不能上行天之天部，表现出木的生发特性，故其属木。中冲穴位于手中指末节尖端中央。取穴方法为：仰掌，在手中指尖端之中央。

中冲穴位于双手中指尖，是手厥阴心包经的一个穴位。按摩中冲穴可疏通经络、调和阴阳，常用于心绞痛、昏迷、严重痛经等症的急救。临床发现，便秘时用拇指指端掐按点压中冲穴，有缓解紧张、促进排便的作用。掐按中冲穴法也可用于预防便秘，特别适用于老年人。本穴还可以用灸法：艾炷灸1~3壮，艾条灸5~10分钟。

中医认为，中冲穴对疼痛较为敏感。人们若在困倦时揉捏此穴，能起到醒脑提神的功效。具体做法为：先用左手揉捏右手的中冲穴1分钟，再用右手揉捏左手的中冲穴1分钟，然后比较一下两只手的疼痛感。哪一只手的疼痛感较明显，说明这一侧的肢体较疲劳，就揉捏这只手的中冲穴，直到双手的疼痛感相等时停止揉捏。和其他的穴位一样，在按摩时，着力要和缓持续。本穴的施治时间一般为3~5分钟，每天3次左右。

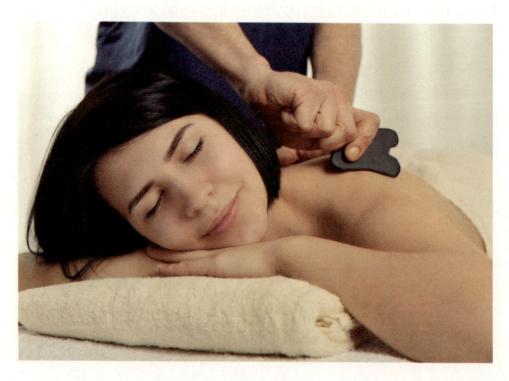

二、常见心血管系统疾病的居家预防与治疗

1.天天做拉伸运动，有效调理冠心病

心脏是人体的重要器官，它的作用就好比是一个永不停止工作的泵，随着心脏每次收缩将携带氧气和营养物质的血流经主动脉输送到全身，以供给各组织细胞代谢所需。在主动脉的根部分出两条动脉，负责心脏本身的血液循环，称为冠状动脉。由于脂质代谢不正常，血液中的脂质沉着在原本光滑的动脉内膜上，在动脉内膜上一些类似粥样的脂类物质堆积而成白色斑块，称为动脉粥样硬化病变。这些斑块渐渐增多造成动脉腔狭窄，使血流受阻，导致心脏缺血，产生心绞痛。冠心病是动脉粥样硬化导致器官病变的最常见类型，也是严重危害人类健康的常见病。

根据《黄帝内经》记载，6月左右最容易"心阳痹塞，脉不通"。这种病从症状上来看，就是现在的冠心病、心绞痛、心肌梗死。原因在于，6月左右是梅雨季节，气温升高，气压偏低，人稍微活动就会出汗。中医讲血汗同源，血液黏稠度增大，心脏推动血液的能力降低，对冠心病患者而言比较难熬。患者一旦戴上冠心病的"帽子"，就要做好长期"作战"的准备。尽管如此，冠心病患者一样可以带病延年，关键是要在合理用药的基础上注意自我调节。一般来说，冠心病患者可以通过多做拉伸运动进行调理，下面介绍的这套拉伸动作就可以作为冠心病患者的日常保健运动。

（1）预备时保持身体直立，两臂自然下垂，两脚分开与肩同宽。

（2）两臂伸直，从体前缓缓上举与肩平，掌心向下，同时吸气。接着恢复初始状态成预备式，同时呼气。重复做8次。

（3）两臂屈肘于体侧，掌心朝上，右手向前伸出，掌心转向下，再向外做平面画圈，同时右腿成弓步，接着掌心逐渐朝上回到预备式。如此左右交替进行10次。

（4）两臂由体侧举到头上，接着两手缓缓放于头顶百会穴，同时吸气，两手再由百会穴沿头经面部于身体前侧缓缓落下。反复进行10次，恢复初始状态成预备式。

（5）左腿前跨成弓步，右腿在后伸直，身体前倾，两臂向前伸直。接着身体向后倾，左腿伸直，右腿成后弓步，两臂向后拉，两肘屈曲，像摇橹一样。反复做8次。接着以右腿前跨成弓步，左腿在后伸直，重复做同样的摇橹动作。反复8次，恢

复初始状态成预备式。

（6）上身向左侧屈，右臂上提，同时吸气，恢复初始时的呼气状态。接着上身向右侧屈，左臂上提，同时吸气，并恢复到初始时的呼气状态。交替进行8次。

（7）两臂平举展开，左腿屈曲提起，接着两臂与左腿同时放松下落成预备式。再将两臂平举展开，右腿屈曲提起，接着同时落下。交替做8次，恢复初始状态成预备式。

（8）右足向前跨出一步，身体重心随其前移，左足尖踮起的同时两臂上举，掌心相对，展体吸气，接着恢复初始时的呼气状态。再将左足向前跨出一步，身体重心随之前移，右足尖踮起，同时两臂上举，掌心相对，展体吸气，恢复到初始时的呼气状态。交替进行8次，恢复成预备式。

（9）左右腿交替屈曲上抬，做原地高抬腿踏步。重复做2分钟后停止。

此外，预防冠心病也应做好日常保健工作：

第一，起居有常。早睡早起，尽量不要熬夜，临睡前不看紧张、恐怖的小说和电视。

第二，身心愉快。忌暴怒、惊恐、过度思虑以及过喜。

第三，控制饮食。饮食宜清淡、易消化，少食油腻、脂肪、糖类，要吃足够的蔬菜和水果。少食多餐，晚餐量少。不宜喝浓茶、咖啡。

第四，戒烟少酒。吸烟是造成心肌梗死、脑卒中的重要因素，应绝对戒烟。少量饮啤酒、黄酒、葡萄酒等低度酒可促进血脉流通、气血调和，但不能喝烈性酒。

第五，劳逸结合。避免过重体力劳动或突然用力，饱餐后不宜运动。

2.左脚脚心有大药，迅速缓解心绞痛

心绞痛一般归属中医"胸痹""厥心痛""真心痛"等范畴。早在《黄帝内经》中就有相关记载："心痛者，胸中痛，胁支满，胁下痛，膺背肩胛间痛。"又如《灵枢·厥病》篇记载："真心痛，手足清至节，心痛甚。旦发夕死，夕发旦死。"心绞痛一旦发作起来非常难受，患者在去往医院的途中，不妨试试按摩脚底反射区，以缓解这种痛苦。心脏在足底反射区对应的位置是左脚脚心，因而按摩左脚脚心可以缓解心绞痛。首先反射区的作用原理会让效果直接传达到心脏，其次反射区不会使心脏产生任何的不良反应，最重要的是无论发作的时候还是未发作的时候，反射区都能起到治疗的作用，这是其他任何一种方法所不能相媲美的。

具体按摩方法为：刚开始按摩的时候，以左脚脚心的位置开始逐渐地向外扩散，力量要缓和，使作用逐渐地渗透进去，这样心脏就能收到信号，缓解心肌供血不足的现象。如果是急性心绞痛，可以用拇指面积比较大的地方，在心脏反射区的位置横着向脚趾推压，这样效果会非常明显。

如果你有类似症状但不能确定是不是心绞痛，也可以从足底反射区来判断。先看一下疼痛的具体位置，然后摸一摸左脚脚心的心脏反射区是否平坦，很多心绞痛患者在这个部位有疙瘩或者是条索。

除了按摩反射区，按摩穴位也可以有效缓解心绞痛。掌握一些常用的穴位，对缓解心绞痛有很大的帮助，例如，针刺双侧郄门穴4~5分钟可逐渐缓解心绞痛。如果条件不允许，直接用手指去按压郄门穴也有一定的效果。郄门穴位于手腕内侧的横纹上方，取穴的时候可以从手横纹的中点向上寻找，大约5寸的地方。还有一对穴位对缓解心绞痛有一定的作用，它们是身体上相对应的两个穴位，一个是膻中，一个是至阳。膻中穴是在双乳连线的中心点上，至阳穴是在膻中穴对应的后背位置。同时按压这两个穴可缓解心绞痛发作时的疼痛。因为心作为五脏之首，"身份"比较尊贵，其他的疼痛忍一忍就过去了，心脏的疼痛是无论如何都不能强忍的。所以，如果能掌握一些和心脏密切相关的穴位，就可以通过它们缓解"心病"所带来的痛苦。

经常心绞痛的人平时也要注意一下生活细节，尤其在饮食上要控制盐和脂肪的摄入量，尽量避免食用动物内脏，因为动物内脏如心、肝、肾等含有丰富的脂肪醇。一定要戒烟戒酒，多吃富含维生素和膳食纤维的食物，海鱼和大豆有益于冠心病的防治，平时可以多吃一些。

3.心阴不足，给心俞拔罐、按摩

当今社会，"亚健康"一词越来越多地出现在人们的生活中，而人们的健康状况也确实令人担忧，真正健康的人寥寥无几，更多的人被归类在亚健康的范围内。典型的亚健康状态表现为：常常感到心慌、心烦、头晕耳鸣，工作时不能集中精力，睡眠质量也很差等。中医认为，造成人们亚健康的根源是心阴不足，也就是心阴虚了。

在五行中，心属火，火属阳，五脏又属阴，所以心是阴中之阳。在心阴心阳中，心阴的力量更为薄弱，也就更容易受到侵袭。现代人的生活和工作压力越来越大，极易耗费心血。血属阴，心血就是心阴，所以，心血耗费得多了，就会导致一些"虚热"症状。

气为血之帅，血为气之母，血在经络中的流通要靠气的推动，而气也以血作为它的运载工具，因此气和血是相辅相成、不可分割的。所以，当心血阴虚的时候，气就没有可以搭载的工具了，不能运行到全身各处，于是就会出现诸如心慌、气短等症状。另外，《黄帝内经》讲"心主神明"，在心血、气血两虚的情况下，心脏的功能必然会下降，那么它就没有足够的力量去控制人的精神意志了，人也就会出现精神恍惚、注意力不集中等情况。

所以，当出现心阴虚的症状时，一定要注意补心血。在人体的经穴中，补心血的最佳穴位是心俞。

心俞位于人体背部，第5胸椎棘突下，左右旁开二指宽处（或1.5寸），是足太阳膀胱经上的重要穴位，还是心的背俞穴，具有宽胸理气、宁心安神、通调气血的功效。因此，当心血阴虚时，每天晚上坚持在两侧心俞穴上拔罐10分钟，就可以补足心神气血，也就不会有心慌意乱、精神恍惚的症状了。

如果家中没有火罐，也可以尝试用按摩的方法：患者脱掉上衣后，趴在平板床上，双下肢并拢，双上肢放入肩平横线上。家属可利用双手大拇指直接点压该穴位，患者自觉局部有酸、麻、胀感觉时，家属开始以顺时针方向按摩，每分钟按摩80次，坚持每日按摩2~3次，一般按摩5次左右，按摩2~3天可起达治疗效果。

为配合经络疗法，我们还可以采用食补的方式来补心血，红糖蒸蜜藕就是不错的选择。取莲藕一节，红糖2~3汤匙，芝麻适量。将莲藕切成厚薄均匀的薄片，放入水中，可以向水里滴几滴白醋，防止莲藕氧化。然后上锅烧水，水开后把莲藕放进去焯一会儿，捞出沥干水分。再另起一锅，锅中放入莲藕和红糖，糖的分量根据个人对甜度的喜好调整，再加一碗水，水面接近没过莲藕的高度。大火煮开红糖汁，转小火炖10分钟或更久，再用大火保持沸腾直到收汁，糖汁不用完全收干，留很少的一点儿装盘后可淋在表面，食用前撒上芝麻增香增色即可。

此外，患者还要注意加强锻炼，只有这样内外结合，才能更好更快地恢复健康、活力。

4.心阳虚了，用桂枝甘草汤调补心阳

心脏的正常功能既需要心阴滋养，也需要心阳来充养。如果心脏的动力不足，人就容易出现心慌的症状。心脏虚则喜按，实则拒按。生活中我们有时会看到，老年人在追赶公交车的时候，常常还没赶到车站，双手就交叉按压在了心前区。正是因为心阳虚属于虚性的症状，所以如遇心脏病突发，对于常常会被动地按在心口处。

中医所谓的心阳虚，通常会有这些症状：气喘、心悸、呼吸急促，如果活动气喘就更厉害，严重的会出现心绞痛，疼痛发作时会出现手脚冰冷、脉搏散乱、唇鼻青紫、脸色发白、冒冷汗等。

对于这种心阳虚，《伤寒论》中的桂枝甘草汤是不错的选择。这个方子的药物组成很简单，只有两味药：桂枝和甘草。需要准备桂枝60克、甘草30克，《伤寒论》在提到使用方法时说："上二味，以水三升，煮取一升，去滓，顿服。"所谓的顿服，也就是一次吃下去。我们可以看到，这个药量很大，之所以这样，是急救之用。心脏病的急性发作、是心阳虚，心主血脉的功能失常了，所以用大药量来救急。救急的药方通常都是药少、量足的。这么大的药量，当然不能常吃，需要先补足能量让心脏跳动起来，之后再慢慢减量应用。

桂枝甘草汤虽然只有两味药，但却是《伤寒论》中的一个名方。其原文这样说："发汗太多，病人手交叉覆盖在胸部，心下跳动不安，而欲得按捺的，用桂枝甘草汤主治。"由于误治或者延治导致发汗过多而损伤心脏的情况，可以用桂枝甘草汤治，不过此时就不能像心脏病发作时用那样大的剂量了，桂枝10克、炙甘草5克即可。具体应用时，因为涉及辨证方面的内容，所以大家需要在医生的指导下服用。

对于劳心者来说，出现了心阳虚的症状后，生活保健一定要注意以下三点：

第一，思不可过久。看书、工作、写文章时，不要一趴就是几个钟头。一小时或略感疲倦时，就该起身伸展一下肢体，活动活动。

第二，经常锻炼身体。若长期久坐，苦读穷思，不锻炼身体，身体素质就会下降，容易感染疾病，因此应该常散步、慢跑、做操等。

第三，饮食起居要有规律，注意劳逸结合。做到"心不劳，神不疲"，尽量减轻思想负担，才可以达到延年益寿的目的。

5.虚烦失眠，试试酸枣仁浓汤

现代人的生活和工作压力大，情绪上的变化会影响到身体健康。如果肝血不足，虚热内扰，血不养心，就很容易失眠，同时还会伴有头晕目眩、心悸盗汗、咽干口燥等症状。酸枣仁浓汤对缓解虚烦失眠效果不错。这一食疗方制作起来也比较简单，准备酸枣仁20克，加清水100毫升，浓煎至15~20毫升，临睡前20分钟服下即可。

酸枣仁又叫枣仁、酸枣核，是中医治失眠最常用的一味中药。宋代《太平圣惠方》中就有"酸枣仁粥"治疗"骨蒸（虚热），心烦不得眠卧"的记载。元朝名医朱丹溪指出："血不归脾而睡卧不宁者，宜用此（酸枣仁）大补心脾，则血归脾而五藏安和，睡卧自宁。"《本草经疏》认为酸枣仁"实酸平，仁则兼甘。专补肝胆，亦复醒脾。熟则芳香，香气入脾，故能归脾。能补胆气，故可温胆。母子之气相通，故亦主虚烦、烦心不得眠"。

现代药理研究表明，酸枣仁能抑制中枢神经系统，有明显的镇静、催眠作用，它所含的酸枣仁皂苷A、黄酮是改善睡眠的主要有效成分。中药方剂中，酸枣仁多用于配方，但单独煮汤也有佳效。

其实酸枣仁除了食疗方外，还有一种酸枣仁汤，是治疗失眠的代表方剂之一。酸枣仁汤，最早见于《金匮要略·血痹虚劳病》："虚劳虚烦不得眠，酸枣仁汤主之。"虽然名为酸枣仁汤，但是它的组成不光有酸枣仁一味药。具体来说，在制作的时候需要准备酸枣仁20克、茯苓10克、知母9克、川芎6克、甘草6克。水煎后，每日1剂，早晚服用。

方中酸枣仁养心益肝安神，茯苓宁心安神，知母滋阴清热，川芎调气疏肝，甘草清热和中，可以治疗心肝血虚引起的失眠健忘、多梦易醒，是中药治失眠的经典名方。一般酸枣仁要治子时病，晚上10点左右服用比较合适，两个星期为一个疗程。

有失眠困扰的人，平时可每日服用3次酸枣仁浓汤，不过最后一次服用时需要在睡前15分钟，这样更有助于睡眠。如果想服用药方酸枣仁汤，最好请医生诊断后再服用，以确保疗效。同时，需要注意睡前1小时不要吸烟饮茶，也不要看刺激性书报、电影、电视等，最好能以气功取代此类活动。

6.对付神经衰弱，拉拉耳垂很有效

虽然国外已经没有了"神经衰弱"一说，但患有神经衰弱的人群并没有减少，在日常生活中，我们也经常听到有人说"我最近总提不起精神，做事丢三落四，反应迟钝，肯定是神经衰弱了"。可以说，神经衰弱已经成了大多数人，尤其是工作紧张的上班族的"通病"。

神经衰弱患者一般容易兴奋也容易疲劳，碰到一点儿小事就容易激动兴奋，但兴奋不久就很快疲劳，所以有很多患者非午睡不可，否则下午便支持不住；稍微做一点儿费力的工作，就感到疲倦不堪；没走多远的路，就觉得很累。有的患者说话缺乏力气，声音低弱无力，在情绪方面表现得很不稳定，常常为一点儿小事而发脾气，不能自我控制；有时变得较为自私，只想着自己，如果别人对他疏忽了些，或没有按照他的意图办事，就大为不满或大发雷霆，因此常和身边的人闹矛盾。

中医学认为神经衰弱主要由七情紊乱所致，由于忧思郁怒、肝失条达、气机不畅而致肝气郁结。张仲景在《金匮要略》中指出："见肝之病，知肝传脾气。"脾虚心失所养，故心悸健忘，多梦易醒。心伤则阴血不足，阴不敛阳，故失眠。治疗当以疏肝解郁、补养心脾、宁志安神为主。

中医有一种治疗神经衰弱的方法——提拉耳垂。具体做法是：先将双手掌相互摩擦发热，然后用两手掌同时轻轻揉搓对侧耳郭2~3分钟，再将两手的拇指和示指屈曲，分别揉压对侧耳垂2~3分钟，最后开始向下有节奏地反复牵拉耳垂30~50次，直至耳郭有热胀感为止，这时全身也会产生一种轻松、舒适、惬意的感觉。照此法每天做3~5次。用拉耳垂的方法治疗神经衰弱，常常可以收到意想不到的效果，但预防神经衰弱最重要的还是要保持良好情绪，才是防治神经衰弱的根本之法。

此外，神经衰弱对老年人的身心健康危害极大，必须采取适当措施进行防治。除了进行必要的治疗外，老年神经衰弱还可通过以下措施进行自我调整：

（1）提高心理素质，增强人体的自我防卫能力。

（2）保持良好的情绪，培养广泛的兴趣。

（3）注意睡眠卫生，养成良好的睡眠习惯。

（4）加强体育锻炼，要注意劳逸结合。

老年神经衰弱往往表现比较复杂，并可能伴有其他的老年人常见疾病。因此，如果出现老年神经衰弱症状，一定要尽快咨询医生，请求医生帮助。

7.降血脂很简单，刺激丰隆加条口

高脂血症是指脂肪代谢或运转异常使血浆中有一种或多种脂质高于正常情况。高脂血症的症状多表现为：头晕、神疲乏力、失眠健忘、肢体麻木、胸闷、心悸等，还常常伴随着体重超重与肥胖。如果长期血脂高，脂质在血管内皮沉积所引起的动脉粥样硬化会引起冠心病和周围动脉疾病等，表现为心绞痛、心肌梗死等。

《素问·痿论》说"心主身之血脉"，指心有主管血脉和推动血液在脉中运行的作用。中医认为"脉为血府"，脉管就像隧道一样，是血液运行的通道。脉道通利是血液运行的基本条件，而高血脂影响了心主血脉的功能发挥，如果能够清除血脂，则心脉搏动良好。

一般高血脂的人手掌会发红，而掌心有星星点点的白色脂肪点，最突出的是双手的大鱼际非常饱满，明显比小鱼际高出很多。从中医角度来说，想要降血脂，就要认识丰隆穴，这个穴位在人体中起的作用就像控制电梯升降的管理员，如果身体营养过剩，它就会促进身体把多余的物质排泄出去；相反，如果身体营养不足，它也会促进身体多做一些补充。在现代生活中，丰隆穴更多地被用来减肥，因为肥胖也是一种脂肪堆积的疾病，同样也可以控制血脂的升降。

定位丰隆穴需要借助另一个和它关系特别密切的穴位——条口。因为条口穴与丰隆穴离得非常近，又是同一条经络上的穴位，所以可以同时刺激按摩丰隆和条口。这两个穴位就像一对好朋友，可以起到相互补充的作用。条口穴的位置在内膝眼和内踝尖的连线中点，而和条口齐平一横指（大约1寸）处就是丰隆穴。用拳头直接在条口和丰隆的穴位处进行敲打，两个穴位都会受到刺激，这样就可以达到降血脂的目的。

最后，高血脂患者有几点禁忌是睡前要注意的：

（1）枕头不要过高。头部铺垫过高，颈部肌肉和韧带过度牵拉，会挤压颈部血管阻断血流，造成脑供血不足，容易导致脑梗死。

（2）睡前不能吃得过饱。饱餐后血液会向胃肠道集中，心脑的血流相对减少，易引起脑梗死、心绞痛、心肌梗死等疾病。

（3）睡前不要酗酒。酗酒后，血浆及尿液中的儿茶酚胺含量迅速增加，儿茶酚胺是升高血压的元凶，加之高血脂病人易并发动脉粥样硬化和高血压，容易导致脑卒中和猝死。

（4）睡前不要抽烟。烟草中的有害成分可使血管痉挛收缩、血压升高，还能使血小板聚集形成栓塞，从而导致冠心病、心绞痛甚至心肌梗死的发生。

8.老年人血稠，家庭护理四要素

《黄帝内经》讲"心主血脉"，所以当人体内的血稠液黏，血脉瘀滞就容易形成血栓，引发心肌梗死等危及生命的疾病。在生活中，有不少老年人起初体检时被医生诊断为血稠，但平时不注意保养，也不懂得如何保养，最终导致脑血栓、心肌梗死等重病，甚至撒手人寰。

事实上，血稠虽不是独立性疾病，但临床上有很多疾病，如动脉硬化、脑血栓、心肌梗死、高血压、糖尿病、阻塞性视网膜炎以及慢性肝肾疾病等都与血稠有着密切的关系。所以，如果检出了血稠，我们一定要做好家庭护理。

首先，也是最重要的一点，就是要养成爱喝水的好习惯。血液中水分的多少，对血液黏稠度起着决定性的影响。血稠的老人，可以早、中、晚各饮一杯淡盐水或凉白开水，特别是在血稠发生率较高的夏季，更要多喝水。平时饭菜宜清淡，少吃高糖、高脂肪食物，多吃粗粮、水果蔬菜、豆类及豆制品等，可常吃具有稀释血液作用从而防止血栓、降低血脂的食物。

其次，生活要做到有规律，要作息有时、劳逸结合，保证充足睡眠，并做到不吸烟不酗酒。

再有，要坚持适度的体育锻炼。选择适合自己的锻炼项目，如散步、快走、慢跑、体操、打球等，可有效地增强心肺功能，促进血液循环，改善脂质代谢，降低血液黏稠度。

最后，就是要保持一颗淡泊宁静、随遇而安的平常心，让自己时刻保持愉悦的心情。

但需要注意的是，如果出现了较明显的血稠症状，特别是已经患有高血压、动脉硬化、糖尿病的人，必须及时就医，在医生的建议下进行药物干预。

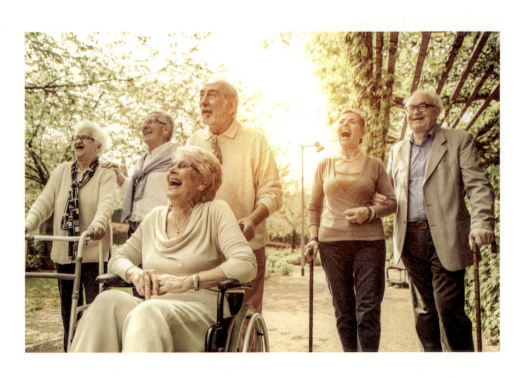

三、运动防治心脏病，合适才是关键

事实证明，适当的体育运动对高血压的防治是很有益的。高血压患者不宜做举、拉、推、挑重物之类的活动，否则会诱发舒张压上升。适当的运动锻炼可以增强自主神经系统调节血管收缩的能力，缓解头晕等常见症状，并降低高血压并发症的发生率。

1.散步

散步简单、轻缓，适合所有的高血压患者，尤其是肥胖型老年患者，即使伴有心、脑、肾并发症的患者也能收到很好的治疗效果。散步为动态的等张性运动，通过肌肉的反复收缩，促使血管收缩与扩张，从而降低血压。较长时间的散步后，舒张压可明显下降，症状也可随之改善。散步可在早晨、黄昏或临睡前进行，时间一般为15~50分钟，散步最好在饭后30分钟以后进行。到空气新鲜的户外散步，是防治高血压简单易行的方法。

2.慢跑

慢跑对降血压很有帮助。所谓慢跑，就是指长时间、慢速度、远距离的运动方法。慢跑可增强心肺功能，促进身体大量吸收氧气，有效地促进血液循环，减少血液中的胆固醇。慢跑的运动量比散步大，适用于轻症患者。长期坚持锻炼，可使血压平稳下降、脉搏平稳、消化功能增强、症状减轻。

3.垂钓

垂钓是一项有益于身心健康的户外运动。它很适合脾气暴躁的人磨炼性格，而脾气不好的人大多属于高血压、冠心病的好发人群。

首先，适合钓鱼的地方多在郊外，无论是步行还是乘车或骑车前往，这本身就是一种实现双赢的锻炼方法。同时，钓鱼者一心想尽快赶往目的地，虽在赶路但不知疲倦，使人在兴奋的状态中接受身体锻炼。

其次，钓鱼可以陶冶人的情操。垂钓的场所多位于山水相依、绿树环绕的环境中，那里空气清新，有利于人体的新陈代谢。垂钓的时候，人的眼、脑、心全神贯注，抛却了心中的杂念，使身心再一次得到放松。

最后，垂钓者不可性急，但愿达到"姜太公钓鱼"的境界。

因此，垂钓对于平时性情急躁的人来说，真的是一种绝佳的健身活动，是心脏病患者最适宜的选择。需要注意的是，钓鱼虽然是一项不受年龄限制的健身运动，但对于老年人来说，冬季外出钓鱼应考虑到自己的身体状况。冬季室内外温差较大，尤其是寒流到来之时外出钓鱼，易造成冠状动脉痉挛，引起心肌缺血或心肌梗死，甚至发生猝死。冬季应尽量避免到野外垂钓，即使外出钓鱼，也应随身携带急救药品。

4.练气功

据我国医学人员对气功疗法降压原理的研究证实，气功对心脏病患者有明显的治疗作用。用气功治疗心脏病的有效率可达90%左右。美国也有报道称，用气功治疗心脏病，半年后对约75%的人有效。

需要特别注意的是，重症心脏病患者和有严重并发症时期不要运动。每次在室外锻炼时，切忌做鼓劲憋气、快速旋转、用力剧烈和深度低头的动作。每次锻炼前都要有10~15分钟的准备活动，锻炼结束以后也要有10分钟左右的放松练习。锻炼的整个周期一般以3个月为宜。锻炼的时间建议在上午8~10时或者下午4~6时。在运动中如出现心脏不适、气短、心率每分钟超过130次等不适情况时，要立即停止运动。

5.打太极拳

太极拳动作和缓，适用于各期心脏病患者。太极拳对防治心脏病有显著作用。据北京地区调查，长期练习太极拳的50~89岁老人，其血压平均值为 17.9/10.8千帕，明显低于同年龄组的普通老人（20.6/11.0千帕）。心脏病患者打太极拳有三大好处：

第一，太极拳动作柔和，全身肌肉放松能使血管放松，促进血压下降；第二，打太极拳时用意念引导动作，思想集中，心境宁静，有助于消除因精神紧张对人体造成的刺激，有利于血压下降；第三，太极拳包含着平衡性与协调性的动作，有助于改善心脏病患者动作的平衡性和协调性。

太极拳种类繁多，有繁有简，可根据自己的状况进行选择。

6.打高尔夫球

高尔夫球已经成为一种很普遍的休闲运动项目，越来越受到人们的追捧。在辽阔的绿地上，享受着温暖的阳光，呼吸着新鲜的空气，可以让精神得到很好的放松，但是心脏病患者打高尔夫球的先决条件是：病情控制稳定且可以毫不费力地爬上三层楼梯。

高尔夫球运动对心脏的好处主要体现在：

（1）强健脚部、腰部以及脚力，训练瞬间反应能力。

（2）加强心脏的活动力。

（3）给予神经系统以及内分泌系统良性的影响。

（4）保持良好的体形。

健康的高尔夫球运动注意事项：

（1）气候的考虑。正暑或最寒冷时，应考虑气候、气温及时间，无须过于勉强，寒冷的日子、下雨天、强风气候都应停止。

（2）运动的前天晚上勿过度使用体力。严禁频繁熬夜。

（3）严禁不吃早餐，但是也不可进食过多。

（4）不必在乎推杆的成绩。过分在乎推杆的成绩只会无端地增加心脏的负担。